Dr. Henning Hirsch

Raus aus dem Rausch

humboldt

INHALT

VORWORT

Wozu das millionste Buch über Alkohol?

„Schreib mal was Vernünftiges“, sagt die alte Schulfreundin.
„Was soll das denn sein?“, frage ich.
„Was zum Thema Alkohol. Davon verstehst du doch was.“
„Zum Thema Alkohol gibt’s schon eine Million Bücher.“
„Na und? Dann schreibst du halt das einemillionunderste dazu. Und leg den Fokus vor allem aufs Wie-kommt-man-weg-von-der-Sucht.“
„Ich habe keine Ahnung, wie man von der Sucht wegkommt.“
„Doch, hast du. Du hast es ja gepackt.“
„Ich hab einfach nur Glück gehabt.“
„Papperlapapp, das war nicht nur Glück. Vorher gab’s jede Menge Stunden bei Psychologen und Therapeuten. Das hatte ganz sicher Einfluss auf deine Abstinenzentscheidung.“
„Über so was Langweiliges soll ich schreiben?“
„Ja, sollst du. Keinen Roman, eher was Kurzes, Knackiges.“
„Also einen Ratgeber.“
„Nenn es, wie du willst. Hauptsache, du schreibst was darüber.“
„Ich überleg’s mir“, sage ich.
„Nächste Woche komm ich wieder vorbei und schaue, was du bis dahin geschafft hast. Enttäusch mich nicht“, verabschiedet sie sich und ist durch die Tür.

Und nun sitze ich alleine an meinem Schreibtisch und zermartere mir das Hirn, was es zum Thema Alkohol Mitteilenswertes gibt, wovon die Welt bisher noch nichts weiß. Am besten fange ich damit an, mich vorzustellen und zu sagen, an wen sich dieses Buch vornehmlich richtet. Damit fülle ich schon mal das erste Kapitel, was immer gut ist. Denn das erste Kapitel ist erfahrungsgemäß eins der schwersten.

Mein Name steht vorne auf dem Buchdeckel. Aufgewachsen in mittelstandsbürgerlichen Verhältnissen, erstes Besäufnis mit 14, zum Abitur hin schon gut im Training, im Studium dann richtig Fahrt aufgenommen mit Bier, Wein, Whisky und Wodka, bis ich irgendwann zwischen viertem und sechstem Semester zum Gewohnheitstrinker wurde und Mühe hatte, mit dem Gift mal für eine Woche zu stoppen, um mich nüchtern auf eine Klausur vorzubereiten. Über 20 Jahre gelang es mir – mitunter mehr schlecht als recht –, meinen Konsum so einzudämmen, dass ich funktionierte: morgens pünktlich aus dem Bett kommen, zur Arbeit fahren, bis 18 Uhr im Büro bleiben, Familie gründen, einen bescheidenen Wohlstand schaffen.

Der Alkohol blieb in diesen zwei Jahrzehnten stets mein treuer Begleiter. Kein Abend, an dem ich nicht ein paar Bier zischte, bevor ich mich angenehm angesäuselt aufs Ohr legte. Am Wochenende konnte es auch ein halber Kasten zwischen Sportschau und Mitternachtskrimi werden. Das ging einigermaßen gut bis zu meinem 40. Geburtstag. Danach steigerte ich die tägliche Trinkmenge. Zuerst allmählich, für meine Umgebung kaum bemerkbar, bis der Konsum dann zwei, drei Jahre später zunächst galoppierte und schließlich explodierte. Wieso es dazu kam, dass die Dinge völlig außer Kontrolle gerieten, erzähle ich im Abschnitt „Die Suche nach dem Urknall". Wird selbstverständlich nicht unter den Teppich gekehrt. Hier befinden wir uns jedoch noch im Vorwort.

Ich mutierte zu einem 24/7-Trinker. Einer, der morgens zum Aufstehen ein Wasserglas Wodka in sich reinkippte, um überhaupt „klar" denken zu können. Einer, der sich, wenn er draufwar, zehn

Tage lang nicht rasierte und duschte. Einer, der sich bei drei Promille nur leicht angeheitert fühlte. Einer, der für die nächste Flasche Schnaps eine Hypothek auf die Grabstätte seiner Eltern aufgenommen hätte. Einer, der sich auf der Intensivstation danach erkundigte, ob er zusätzlich zum Valium noch einen Jägermeister bekommen kann.

So einer waren Sie?, fragen Sie. Ja, genau *so* einer war ich. Zwei bis drei Dutzend klinische Entzüge – bei 20 habe ich aufgehört zu zählen –, zwei Langzeittherapien, eine Adaption zwecks beruflicher Reintegration. Zwischendurch immer mal wieder im Obdachlosenheim und im Sommer draußen auf einer Parkbank gewohnt.

Ärzte, Psychologen, Pfleger hielten mich für einen verbrannten Patienten. Eine dieser bedauernswerten Gestalten, die mit der Genauigkeit eines Schweizer Uhrwerks im Abstand von drei bis maximal vier Wochen in der Aufnahmestation anklopfen, ein paar Tage lang entgiften, sobald sie halbwegs bei Kräften sind, entlassen werden, erneut aufkreuzen und dieses Spiel so oft wiederholen, bis sie eines Tages nicht mehr auftauchen und einer schließlich im Raucherzimmer sagt: „Den Henning haben sie vorgestern blau angelaufen am Rheinufer gefunden. Neben sich 'ne Pulle Doppelkorn und ein Sixpack Bier. Sah gar nicht gut aus, der Junge." Kurzes betretenes Schweigen in der Gruppe, dann geht es weiter mit der Unterhaltung, ob heute Salzkartoffeln oder Speckklöße als Beilage auf dem Mittagessenplan stehen. So sieht es mit 95-prozentiger Wahrscheinlichkeit für die Hardcoretrinker-Fraktion aus. Sonderlich alt wird keiner von denen.

Ich bin kein Hardcoretrinker!, rufen Sie mir empört zu? Kann noch werden, antworte ich. Hardcoretrinker wird man nicht über Nacht. Dafür sind schon ein paar Jahre Training notwendig.

Okay, nun wissen wir, dass Sie eine Zeit lang gesoffen haben wie Harald Juhnke und Spencer Tracy, wenn die zusammen Party feierten, sagen Sie. Aber was ist mit dem Glück, von dem Sie weiter oben sprachen? Kommt da noch was, oder wollen Sie uns bloß Ihr persönliches Schicksal schildern? Falls ja: Brauche ich nicht. Habe im Moment genug mit mir und meinem eigenen Schicksal zu tun. Ich antworte Ihnen: Sie haben völlig Recht, dieses Buch soll nicht von meinen Saufexzessen handeln, sondern Ihnen anhand eines leicht verständlichen Zehn-Stufen-Plans den Ausstieg aus dem Alkohol nahebringen und ermöglichen. Den ich vor zehn Jahren, sehr zum Wunder der oben genannten Ärzte, Psychologen und Pfleger, vollzogen habe.

Meine Schulfreundin Vera meinte, ich solle das Ganze aufziehen wie ein reichhaltiges Menü: Aperitif, mehrere Gänge und dann der Absacker. Ein Vorschlag, den ich gerne übernommen habe, da es zum einen immer schlau ist, gute Vorschläge zu übernehmen, und zum anderen, weil mir selbst nichts Pfiffigeres einfiel. Im Kapitel „Aperitif" beschäftigen wir uns mit den notwendigen Grundlagen: Was ist ein Rausch, woran erkennt man Abhängigkeit, seit wann säuft die Menschheit, ein bisschen Statistik und solches Zeug. Im anschließenden „Menü in zehn Gängen" werden die zehn Schritte vorgestellt, die uns in ein alkoholfreies Leben führen. Der Absacker schließlich ist denjenigen Menschen gewidmet, denen wir im Laufe unserer Trinkerkarriere ganz gehörig auf die Nüsse gegangen sind, wenn wir sie nicht sogar ebenfalls in den Suff oder den Tod getrieben haben. Wem nicht nach Aperitif ist, überspringt diesen Teil einfach und blättert sofort zum Menü weiter.

Um es direkt vorneweg zu sagen: Ich werde Ihnen keinen einfachen Weg skizzieren. Wer davon träumt, sich in eine Klinik zu begeben, wo er drei Tage lang im Tiefschlaf trockengelegt wird, um danach bis zum Lebensende kontrolliert weitertrinken zu können, und von diesem Traum partout nicht lassen will, der lege das Buch jetzt beiseite. Dem Alkohol abzuschwören und (zufrieden) abstinent zu leben, bedeutet am Anfang ein hartes Stück Arbeit. Und zu Beginn steht die Einsicht: Ja, ich bin Alkoholiker. Solange diese fehlt und Sie sich trotz offenkundiger Säufersymptome nach wie vor als Gelegenheitskonsument einsortieren, können Sie das Buch ebenfalls zuklappen. Es wird Ihnen keinen Nutzen bringen.

Ich verlange also von Ihnen ein gewisses Maß an realistischer Selbsteinschätzung, den Wunsch nach Veränderung und den Willen zur aktiven Mitarbeit. Das klingt jetzt schon alles verdammt schwierig. Keine Ahnung, ob ich das schaffen werde, sagen Sie? Stimmt – anfangs ist es schwierig. Es wird jedoch im Laufe der Zeit einfacher, bis Ihnen die Abstinenz schließlich in Fleisch und Blut übergeht und Sie diesen Zustand für den normalsten der Welt halten.

Das Glück, von dem ich oben sprach, stellt kein reines Zufallsprodukt dar gemäß dem von uns Sterblichen nicht beeinflussbaren Prinzip „Gott würfelt und hat mich auserwählt“, sondern es ist ein Glücksfenster, das sich nach einiger Vorarbeit öffnet. Sie müssen dieses Zeitfenster allerdings erkennen und dürfen es nicht ungenutzt sich wieder schließen lassen. Wie Sie es erkennen, werde ich ausführlich erklären.

Dieser Ratgeber wendet sich an zwei Personengruppen: zum einen an Trinker, die aufhören wollen, bisher allerdings noch nicht den richtigen Pack-an für sich gefunden haben, um endlich zielgenau in Richtung alkoholfreies Leben aufzubrechen. Zum anderen an die Angehörigen und Freunde des Abhängigen, denn ihnen kommt im

Prozess der Entwöhnung eine sehr wichtige Rolle zu. Sei es, dass sie ihn auf seinem steinigen Weg begleiten, sei es, dass sie sich von ihm nach dem zehnten Delirium trennen, um nicht selbst Schaden zu nehmen. Auf jeden Fall hilft die Lektüre dieses Buches dabei zu verstehen, wie Säuferherzen schlagen und Wodkaseelen ticken.

Ich hoffe, ich konnte Sie mit diesem Intro davon überzeugen, dass ich von der praktischen Seite her ein bisschen Ahnung von der Materie habe. In manchen Passagen wird meine Sprache ruppig sein. Das sind die Spätfolgen der vielen in den Raucher- und Aufenthaltsräumen der Klinik verbrachten Stunden, die mich verbal ein wenig verlottern ließen.

Einige werden denken, der Hirsch nähert sich der Sache zu humorvoll, wo bleibt der notwendige Ernst? Keine Sorge, mir ist zu jeder Stunde bewusst, dass es sich beim Saufen um eine *tod*ernste Angelegenheit handelt. Ich stand an genügend Gräbern von Kumpels, die den Absprung nicht rechtzeitig schafften. Trotzdem sollte das Thema nicht nur tieftraurig, sondern stellenweise heiter abgehandelt werden. Nirgendwo trifft man mehr Galgenhumoristen als auf den Fluren der geschlossenen Abteilung.

Und jetzt habe ich, glaube ich, genug geschrieben. Sie wissen in etwa, was auf den folgenden Seiten auf Sie zukommt, und ich kann Vera berichten, dass ich mit dem Vorwort fertig bin.

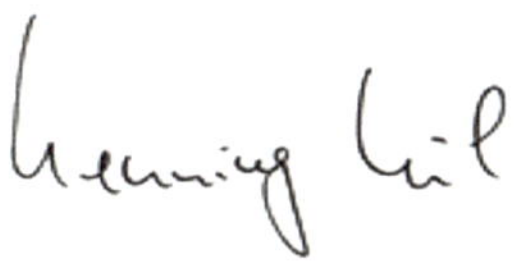

APERITIF

Grundsätzliches zum Thema Alkohol

Weshalb trinken wir?

Was ist ein Rausch?
Gibt es ein Grundrecht, sich in den Orbit zu katapultieren?
Ist Alkohol auch eine (harte) Droge?

Der Wunsch, sich zu berauschen, ist so alt wie die Menschheit und soll deshalb neben Essen, Trinken, Sex, eigenem Auto und Bausparvertrag als eines der elementaren Grundbedürfnisse unserer Spezies angesehen werden. Und keine Sorge – ich möchte Ihnen mit diesem Buch Ihren Rausch nicht vermiesen oder gar verbieten. 90 % der Primaten kommen mit ihren gelegentlichen Wochenend- und Weihnachtsfeierräuschen gut zurecht, und daran will auch niemand ernsthaft etwas ändern.

Gefährlich sind die Räusche jedoch für das Zehntel, das sich mit Feiertagsbenebelungen nicht zufriedengibt, sondern diesen Zustand immer wieder, und zwar in kurz getakteten Zeitabständen, erleben möchte. Die 10 % der Bevölkerung, welche die Bewusstseinsveränderung, die durch ihre bevorzugte Droge eintritt, als genauso normal ansehen wie die nüchterne Realität, werden eines Tages die ständige Flucht in ihre Fantasiewelt der mausgrauen Wirklichkeit vorziehen. Dieses Zehntel nennt man drogenaffin, man könnte es auch weniger wissenschaftlich als „gierig auf das Eintauchen in ihre rosarote Parallelwelt“ ausdrücken.

Zuerst einmal eine Begriffserklärung: Was genau ist eigentlich ein Rausch? „Der Rausch bezeichnet einen emotionalen Zustand der Ekstase, der jemanden über seine normale Gefühlslage hinaushebt. Die Ursachen hierfür können vielfältig sein, z. B. eine akute Vergiftung mit Rauschmitteln oder auch manische Zustände“, so formuliert es Wikipedia. Von den manischen Zuständen wollen wir hier absehen und uns im Folgenden auf die Räusche konzentrieren, die aufgrund des Genusses – in der obigen Definition wird interessanterweise von „akuter Vergiftung“ gesprochen – psychotroper Substanzen ausgelöst werden.

Ach so, psychotrope Substanz müssen wir vorab ebenfalls klären: In diese Kategorie sortieren Fachleute all diejenigen (natürlichen und chemischen) Wirkstoffe ein, die unsere Psyche sowohl positiv als auch negativ beeinflussen. Die gängigsten Mittelchen, um uns zeitweilig in den Orbit zu katapultieren, sind: Alkohol, Opiate/Opioide, Kokain, Marihuana, LSD, MDMA und alle möglichen Pharmaka wie beispielsweise die großen Wirkstoff-Familien der Tranquilizer, Hypnotika und Neuroleptika.

In diesem Ratgeber befassen wir uns ausschließlich mit Alkohol, wenngleich die Rauschzustände, die Opium & Co. bewirken, denen von Wodka und Lakritzlikör teilweise ähneln, die Abhängigkeiten und deren gesundheitliche Konsequenzen nur graduell variieren und es für den Trinker genauso schwierig ist, vom Schnaps wegzukommen wie für den Junkie, die Finger von der Nadel zu lassen. Der Hauptunterschied beim Herstellen der Räusche besteht darin, dass es gesellschaftlich akzeptiert und vor allem legal ist, wenn Sie sich mit Maibowle und Rumpunsch bis in die Stratosphäre schießen, während Sie bereits auf der Rückbank eines Polizeiautos Platz nehmen dürfen, falls Sie dasselbe mit ein paar Gramm Marihuana zu viel tun.

Wenn die Endorphine nicht mehr reichen

Was genau geschieht nun in unserem Gehirn, wenn wir uns Rauschmittel (wozu natürlich auch der gute alte Doppelkorn gehört) reinpfeifen? Wir müssen uns das – laienhaft vereinfacht – in etwa so vorstellen: Unser Körper produziert selbst Drogen, z. B. Serotonin, Dopamin, Endorphine, die Glücksgefühle verursachen. Beispielsweise beim Essen von Schokolade, beim Sex, beim Anblick eines schönen Bildes, am Ende eines Marathonlaufs, nachdem wir eine Felswand hochgeklettert sind und erschöpft, aber rundum zufrieden am Gipfelkreuz lehnen, oder nachdem wir ein 90-minütiges Workout-Training schweißgebadet absolviert haben.

Allerdings – und das ist wichtig – müssen wir aktiv etwas dafür tun, damit diese Glückshormone produziert und ausgeschüttet werden. Dieser Weg ist manchen zu aufwendig – das Matterhorn besteigen, um im Anschluss als Belohnung ein Nanogramm Dopamin zu bekommen, klingt nicht wirklich verlockend –, weshalb sie zu einer List greifen: Sie schlucken, inhalieren, injizieren eine psychotrope Substanz, z. B. ein, zwei oder drei Gläser Captain Morgan; wenn sie ihn nicht direkt aus der Flasche trinken.

Und jetzt passiert Folgendes: Die im Schnaps in großer Anzahl rumschwimmenden C_2H_5OH-Moleküle (so lautet die chemische Formel für Ethanol, auch Trinkalkohol genannt) docken an jeder Menge Rezeptoren an – das sind Nervenzellen, die Reize aufnehmen und in

Erregung umwandeln –, blockieren die einen und überstimulieren die anderen. Ein künstlich produziertes Euphoriegefühl stellt sich ein. Die Fachleute sprechen hier von einem Ungleichgewicht beim Austausch der Nervenbotenstoffe.

Wir wollen hier nur festhalten: Die in Drogen enthaltenen Wirkstoffe verkürzen den Weg zum körpereigenen Belohnungssystem. Statt mühsam einen Marathon zu absolvieren, kann dieselbe Hochstimmung, die den Läufer nach Kilometer 42 – unter der Voraussetzung, dass man ihn nicht erst mal in ein Sauerstoffzelt zwecks Druckbeatmung verfrachten muss – durchflutet, ebenfalls mittels eines Viertelliters Cognac erzeugt werden. Die Droge, in diesem Fall der Alkohol, verkürzt nicht nur sporadisch den Weg, sondern führt des Weiteren zu Bequemlichkeit – wozu anstrengend laufen, wenn's ein halber Kasten Bier, zu Hause auf dem Sofa genossen, genauso tut? – und zu dem Wunsch, sich diesen einfach herzustellenden Glücksmomenten öfter hinzugeben als von der Natur vorgesehen. Falls es schlecht ausgeht, endet man bei zu häufiger Wiederholung in der Sucht.

Aber damit greifen wir schon voraus, denn über Sucht reden wir erst drei Kapitel später. An dieser Stelle reicht es, wenn Sie verinnerlichen: Die Droge bzw. der Alkohol beschleunigt den Weg zum Belohnungssystem und potenziert das Euphoriegefühl. So viel kann man gar nicht joggen, um sich so sauwohl wie nach einer Pulle Rotwein zu fühlen!

Drei Vernebelungsstufen, um in den Orbit zu gelangen

Zurück zum Rausch. Bei diesem unterscheiden wir grob drei Vernebelungsstufen:

- **Schwips:** Man fühlt sich angeheitert, kichert, lacht, die Welt ist schön, die griesgrämige Bürokollegin wirkt auf einmal gar nicht mehr so griesgrämig etc. etc.
- **Leichter Rausch:** Beginnt in etwa jenseits der 0,5 Promille, weshalb man sich ab dieser Grenze auch tunlichst nicht mehr ans Steuer eines Fahrzeugs setzen sollte. Man sieht die griesgrämige Bürokollegin plötzlich unscharf, manchmal sogar doppelt, sagt Sachen, die man sonst eher nicht sagt, und wünscht – falls man sich am Tag darauf noch daran erinnern sollte –, man hätte das alles besser nicht gesagt. Vielleicht landet man sogar im Bett der griesgrämigen Bürokollegin und hofft am Morgen danach, es habe sich nur um einen erotischen Traum gehandelt, wogegen allerdings der BH spricht, den man in der eigenen Aktentasche entdeckt. Beim leichten Rausch kann es zu Wortfindungs- und Artikulationsschwierigkeiten kommen. Bei manchem bewirkt dieser Aggregatszustand das Gegenteil, und man redet stundenlang, ohne dabei zwischendurch Luft zu holen, dummes Zeug. Einige beginnen zu schwanken und zu wanken, und ein nicht ganz so betrunkener Kollege muss sie unterhaken, ins Taxi setzen und dem Fahrer erklären, wo er den leicht Berauschten abliefern soll. Der Morgen darauf ist bestimmt von Katzenjammer und Aspirin, und der leicht Berauschte schwört, nie mehr einen einzigen Tropfen anzurühren. Dieser gute Vorsatz währt zwar nur bis zur nächsten Happy Hour, hält aber immerhin ein paar Tage. Der leichte Rausch endet – in Abhängigkeit vom Trainingszustand des Konsumenten – irgendwo im Bereich zwischen 1,5 und 2,0 Promille, und über diese Schwelle treten wir nun ein ins dunkle Reich der dritten Stufe:

- **Schwerer oder gar Vollrausch:** Über Wortfindung, Artikulation und Gangsicherheit brauchen wir uns hier keine Gedanken mehr zu machen: Sie sind allesamt komplett perdu. Die Welt verschwimmt im Nebel, für manche wird sie gar zappenduster. Wenn's gut läuft, fällt der schwer Berauschte in ein zufällig in der Nähe stehendes Bett, wo er seinen Rausch komatös ausschläft. Wenn's schlecht läuft – und es läuft oft schlecht –, beleidigt er den Chef, zertrümmert das halbe Büro, erwacht steifgefroren auf einer Parkbank oder in der Ausnüchterungszelle und bekommt am Tag darauf per Einschreiben mit Rückschein die fristlose Kündigung zugestellt.

Ein Rauschzustand auf der Betriebsfeier kann also helfen, endlich den Mut zu fassen, die seit Jahren heimlich angehimmelte Kollegin aus der Exportabteilung nach einem Date zu fragen. Ein Rausch kann dabei behilflich sein, den eben zugestellten Mahnbescheid mit Pfändungsandrohung ein paar Stunden lang beiseitezuschieben. Ein Rausch kann Wunder beim Sex wirken. Ein Rausch ist auch schön, wenn man ihn in der Gruppe genießt und alle zusammen Schlager aus den Fünfzigern und Sechzigern trällern und dazu nackt im Vorgarten des Nachbarn herumhüpfen. Ein leichter Rausch macht körperliche und seelische Schmerzen vergessen und wiegt einen angenehm in den Schlaf.

Ein Rausch kann auch sinnvoll sein, wenn man vorhat, sich umzubringen. Der Blick in eine Revolvermündung, die man sich gleich in den Mund schieben wird, ist weniger angsteinflößend, wenn man vorher eine Flasche Bourbon geleert hat. Ein Rausch ist auch eine prima Sache, um sich an Peinlichkeiten, die man im Zustand alkoholbedingter Verwirrung angestellt hat, nicht erinnern zu müssen. Wer hat schon ernsthaft etwas einzuwenden, wenn ein Trinker am Morgen darauf zerknirscht, die linke Hand an der schmerzenden

Stirn festgetackert, während die rechte zitternd versucht, ein Glas Wasser mit drei darin aufgelösten Aspirin an die Lippen zu führen, sagt: „Das soll *ich* gestern Abend alles gemacht haben? Unmöglich!"

Der Morgen nach dem Rausch ist ohnehin nicht so schön, weder für den Hobby- noch für den Profitrinker. Während der eine kotzend über der Kloschüssel hängt, macht sich der andere auf zum nächstgelegenen Supermarkt, um dort Nachschub zu besorgen. Dazu mehr im Abschnitt „Wann ist man Alkoholiker?"

Der Profi gehorcht anderen Regeln als der Amateur

Achtung: Ein Promillegehalt, bei dem für den Normaltrinker die Lichter ausgehen und durch den er sich eine Stunde später fixiert auf der Intensivstation wiederfindet, kann für den Profisäufer den Normalzustand bedeuten, ab dem er überhaupt erst Betriebstemperatur erreicht. Ich kenne einige, die sich ein Leben unterhalb von zweieinhalb Umdrehungen nicht vorstellen können. 4,0 Promille gelten als letale Dosis, bei deren Erreichen 80 % der Menschen den finalen Atemzug tun, bevor der Notarzt bedauernd konstatiert: „Nichts mehr zu machen. Transportieren Sie den Leichnam direkt in die Kühlkammer." Das gilt allerdings nicht für den Profitrinker. Der wankt noch zur Nachttankstelle, um sich einen letzten Schlummer-Flachmann zu genehmigen, bevor er endlich alle Viere von sich streckt und auf dem Flur vor der Wohnungstür seinen Vollrausch ausschläft.

In diesem Kapitel haben Sie erfahren, dass gegen Gelegenheitsräusche prinzipiell nichts einzuwenden ist, insofern Sie dabei nicht auf die Idee kommen, einem zufälligen Passanten das Nasenbein zu zertrümmern oder auf dem Heimweg von einem feuchtfröhlichen Gelage mit Tempo 240 eine Abkürzung durch eine verkehrsberuhigte Wohngegend zu nehmen. Solange es beim Gelegenheitsrausch bleibt und der Zecher am nächsten Tag nicht das Verlangen spürt, den Rauschzustand ein weiteres Mal herbeizuführen, ist alles im grünen Bereich, von den Anzeigen wegen zertrümmerter Nase und Rasen in einem Wohngebiet mal abgesehen.

Das Herbeiführen eines Rausches kann aus unterschiedlichen Beweggründen heraus geschehen. Am unteren Ende der Skala steht dabei der Wunsch, beim Sex mit der Kollegin aus der Abteilung Rechnungswesen länger als fünf Minuten durchzuhalten, während die oberste Treppenstufe vom Versuch gekennzeichnet ist, sich durch die Zuführung von Alkohol in einen Trancezustand zu versetzen, durch den man befähigt wird, mit den Göttern zu kommunizieren. Ob die Stimmen, die man dann raunen hört, tatsächlich von den Göttern stammen oder doch eher von den inneren Dämonen herrühren, soll an dieser Stelle unbeantwortet bleiben.

MERKE

Hin und wieder ein Rausch ist okay, wenn er nicht in die Ausnüchterungszelle führt und kurz darauf wiederholt werden muss.

Gesoffen hat schon unser Steinzeit-Urgroßvater

Im Wodka-Galopp durch zehntausend Jahre Alkoholgeschichte: Was hat Lidschatten mit Weinbrand zu tun?

Wir alle wissen, dass sich bereits der Cro-Magnon-Mensch abwechselnd mit vergorenen Früchten und halluzinogenen Pilzen berauschte. Da unsere Steinzeitvorfahren Früchte und Pilze jedoch nicht ganzjährig fanden und einsammelten und der Kühlschrank noch nicht erfunden worden war, stellten absichtlich herbeigeführte ekstatische Bewusstseinszustände in der Mittelsteinzeit die Ausnahme und nicht die Regel dar. Saufen bzw. vergorene Früchte futtern war ein Sommer- bzw. Herbstsaisongeschäft. In der dunklen Jahreszeit sah's damit eher mau aus.

Das änderte sich schlagartig, als unsere Urururgroßeltern die Vorzüge der Landwirtschaft für sich entdeckten und ihr ständiges Umherreisen an den Nagel hängten. Die Geschichtswissenschaft bezeichnet diesen Vorgang des allmählichen Sesshaftwerdens unserer Vorfahren als Transformation der Jäger und Sammler, die auf der Suche nach Nahrung 24/7 in Bewegung waren, in Bauern, die mit ihrer Hände Arbeit dem Boden einen ganzjährigen Ertrag abtrotzten, dafür jedoch an ihrer Scholle festkleben mussten. Vorbei war es mit Rumstreunerei und Lagerfeuerromantik. Der Bauer blieb in Sichtweite seines Feldes und wurde zum erbitterten Feind des Nomaden. Dieser weltgeschichtlich superwichtige Vorgang, die sogenannte neolithische Revolution, trug sich vor ca. 12 000 Jahren zu.

Unseren Steinzeit-Landwirt-Vorfahren gelang es, eine Urform der Gerste zu kultivieren und anzubauen, bei deren Lagerung sie feststellten, dass das zerkleinerte Getreide zu keimen und zu mälzen begann. Von dort bis zur gewerbsmäßigen Braukunst war es nur noch ein kleiner Schritt, der allerdings ein paar hundert Jahre gedauert haben dürfte.

Gebraut wurde alles, was sich in Alkohol verwandeln ließ: Gerste, Emmer, Weizen, Honig, sogar Reis (in China). Hauptsache, der Stoff schmeckte einigermaßen, war nicht toxisch und entfaltete ein angenehmes Säuselgefühl in der Nebenhirnrinde. Die immer noch herumwandernden Nomaden, die keine Gerste kultivierten und in der Konsequenz nichts zusammenbrauen konnten, mussten sich derweil mit vergorener Stutenmilch begnügen.

Von den Sumerern in Mesopotamien – das sind die, denen wir das alkoholgeschwängerte Gilgamesch-Epos, die ersten Schriftzeichen und eine Menge in Tontafeln eingeritzte Kneipenwitze verdanken – gelangte die Braukunst an den Nil, wo die Pharaonen jahrtausendelang das Staatsmonopol der Herstellung für sich beanspruchten. Gerstenbier wurde jeden Tag getrunken, allerdings zu festen Uhrzeiten und in zugeteiltem Quantum. Ob Alkoholismus bereits im frühen Altertum bekannt war, wissen wir aufgrund mangelhafter Quellenlage nicht genau; es steht jedoch zu vermuten, dass sich nicht jeder brave Bürger an die oben genannten festen Uhrzeiten und sein zugeteiltes Quantum hielt. Wie damals entgiftet wurde? Keine Ahnung. Mit hoher Wahrscheinlichkeit kalt und mit ungewissem Ausgang.

Wein, ein Geschenk der Götter

Kurz auf das erste Bierbesäufnis folgte die Entdeckung des Kelterns: Weintrauben mit den Füßen zerstampfen und die so gewonnene Matschepampe (fachmännisch Maische genannt) ein paar Tage nicht anrühren. Dann erneutem Druck aussetzen, um den Most vom Trester zu trennen. Den süß-klebrigen, dickflüssigen Saft in Fässer bzw. Tonkrüge füllen, diese hermetisch verschließen und das Ganze wiederum ein paar Wochen ziehen lassen, was man als Gärvorgang bezeichnet. Nun schmeckte das Zeug, dem man zwecks Verstärkung vor der Gärung noch Zucker beimischen kann, endlich nach Wein und wirkte auf Sensorik und Artikulationsfähigkeit unserer Vorfahren um einiges heftiger als das eher harmlose Volksgesöff Bier, weshalb man den Wein auch als Geschenk der Götter deklarierte.

Götter hin oder her – konsumiert wurde Wein quer durch alle Gesellschaftsklassen. Bei den zahlreichen Feiern zu Ehren noch zahlreicherer Gottheiten konnte der Konsum schon mal aus dem Ruder laufen, was dann in den berühmt-berüchtigten dionysischen Orgien endete. Die Ägypter kannten beispielsweise das Fest der Trunkenheit, das sie alljährlich zu Ehren der löwenköpfigen Göttin Hathor zelebrierten. Mit dem ausdrücklichen Segen der Priester, sich eine Nacht lang zu betrinken, bis die Lampen in den Tempeln erloschen und die Sinne der entrückten Gläubigen schwanden. Der Tag darauf war von Katzenjammer und zerknirschten Gebeten bestimmt, neun Monate später stieg die Geburtenrate steil an.

Von der häufigen Teilnahme an solchen Feierlichkeiten bis zum Gewohnheitssuff war es nicht weit. Meine These: Im Altertum wimmelte es von Alkis, die jedoch, weil damals Jellinek-Fragebogen (den finden Sie im Anhang) und ICD-10-Katalog der WHO noch nicht erfunden worden waren, weder korrekt klassifiziert noch medizinisch sauber therapiert wurden. Im Zweifelsfall starben diese antiken Schluckspechte eben früh. Besonders alt wurde damals ja sowieso niemand.

Wie wir unschwer erkennen, stellt die Alkoholherstellung das drittälteste Gewerbe der Welt dar. Die beiden noch älteren kennen Sie; nur so viel: Das älteste ist die Politik. Es gibt sogar Historiker, die steif und fest behaupten, der eigentliche Grund des Sesshaftwerdens der Jäger und Sammler hätte darin bestanden, dass sie als Bauern nun ganzjährig Bölkstoff produzieren und sich hinter die Binde kippen konnten. Die Gier nach Alkohol als Motor der menschlichen Zivilisation.

Woher stammt das Wort Alkohol? Im Arabischen bezeichnete man im frühen Mittelalter mit *al-kuhl* ein feines kosmetisches Pulver, das man zum Einfärben von Augenbrauen, Wimpern und Lidern benutzte. Über die Zwischenstation Spanien, wo man *al-kuhl*, um es melodischer betonen zu können, in *al-kuhúl* abwandelte, reiste der Begriff weiter nach Norden, wurde im 16. Jahrhundert vom großen Arzt und Alchemisten Paracelsus, der auch ein großer Trinker war, aufgeschnappt und von ihm als Synonym für das Feine, Subtile in unseren Wortschatz eingeführt. *Alcohol vini* als das reine, feine Destillat des Weins, der Weinbrand.

Was für eine enorme Umformung liegt hinter diesem Begriff: vom Lidschatten zum Schnaps! In diesem Fall jedoch halbwegs plausibel, weil die alten Araber auch die Kunst des Destillierens erfunden hatten. Zwar ursprünglich zu medizinischen Zwecken; aber medizinischen Zwecken dienten anfangs auch Opium, Morphium und LSD. Vom medizinischen Zweck zur süchtig machenden Droge ist es oft nur ein winziger Schritt.

Die Germanen waren chronische Schluckspechte

Trinkalkohol ist eine sogenannte Kulturdroge. Mit diesem Ausdruck bezeichnet man Rauschmittel, die schon die Götter gerne zu sich nahmen. Jeder, der im Geschichtsunterricht aufgepasst hat, weiß, dass an der ewig gedeckten Tafel in Walhalla der Met aus Krügen – und nicht aus kleinen Bechern – gesoffen wurde. Tacitus beschreibt in seinem Büchlein „Germania“ die Trinksitten unserer Ururgroßeltern. Er berichtet von in Bier getauchten Schnullern für die Säuglinge, von Gelagen, die im Komasuff endeten, von Ratsversammlungen, die wiederholt werden mussten, weil sämtliche Teilnehmer im Moment der Beschlussfassung betrunken waren. Für barbarisch hielten Römer und Griechen die germanische Angewohnheit, Wein pur – also nicht mit Wasser gemischt – zu konsumieren.

Im christlichen Mittelalter wird es nicht besser: Die Erfindung der Kunst des Brennens – also Hochprozentiges aus dem Rebensaft herauszufiltern, in süditalienischen klösterlichen Alchemieküchen ausgeheckt – machte es noch schlimmer. Nun war plötzlich *aqua vitae*, „Wasser des Lebens“, so lautete der beschönigende Ausdruck für Branntwein, in der Welt. Der Adel feierte rauschende Feste, die erst dann als hip galten, wenn am Ende alle Gäste betrunken auf dem Boden lagen. Mönche brauten Starkbier, um in der Fastenzeit nicht verhungern zu müssen. Unzählige Jesuserscheinungen von Nonnen sind auf den übermäßigen Genuss von Kräuterlikör zurückzuführen. Der Alkoholkonsum der unteren Gesellschafsschichten beschränkte sich auf die Fest- und Feiertage: Die waren allerdings häufig und die Besäufnisse heftig.

Der endgültige Siegeszug des Teufelszeugs Schnaps fällt zeitlich in etwa zusammen mit dem Start der industriellen Revolution. Gewerbefreiheit, stark vermehrte Vergabe von Schanklizenzen im Verein mit der Erfindung, Kartoffeln in Wodka zu verwandeln, ließen die Preise für Hochprozentiges stark fallen. Jeder Bauer, Industriearbeiter und Tagelöhner konnte sich nun in den billigen Rausch flüchten. Die Chronisten berichten ab 1830 von einer neuen Volksseuche, die sie als Branntweinpest und Elendsalkoholismus geißeln und die in erschreckendem Ausmaß und mit großer Geschwindigkeit um sich griff. Ganze Landstriche verarmten und ergaben sich dem Suff.

In der Gründerzeit wird nochmals eine ordentliche Kelle draufgekippt: Der Pro-Kopf-Konsum erreichte zwölf Liter reinen Alkohol pro Jahr. Produktionsbedingte Engpässe kombiniert mit hoher Besteuerung ließen den Verbrauch nach dem ersten Weltkrieg auf fünf – 1923 während der großen Inflation sogar nur drei – Liter absinken. Mit der wirtschaftlichen Gesundung Deutschlands in den fünfziger Jahren des vergangenen Jahrhunderts stieg auch das Verlangen nach Bier, Lambrusco, Weinbrand und klebrigen Cocktails schnell wieder an: von 4,0 Litern Reinalkohol (1950) über 9,4 (1960), 14,4 (1970) bis zum vorläufigen Maximum 16,7 (1976). Danach sinken die Werte bis heute ab: 15,0 (1980), 13,4 (1990), 12,0 (2000) auf aktuell 10,7 Liter (2018) (Quellen: DHS sowie ältere Ausgaben der „Jahrbücher zur Alkohol- und Tabakfrage". Zahlen vor 1950 auf alle Einwohner bezogen. Danach eingegrenzt auf die Altersgruppe 15plus).

MERKE

Alkohol ist neben Pilzen die älteste dem Menschen bekannte psychotrope Substanz. Daraus scheint sich in einigen Kulturkreisen ein Gewohnheitsrecht herausgebildet zu haben, ihn in zum Teil gesundheitsschädigender Weise konsumieren zu dürfen, ohne dass der Gesetzgeber regulativ eingreift.

Ein bisschen Statistik

In Deutschland wird seit Beginn der Aufzeichnungen getrunken, bis der Notarzt kommt.
Die jährliche Zahl an Schnapsleichen übersteigt die der anderen Drogenopfer um ein Vielfaches.
Alkohol ist der Volkskiller Nummer 1.

Deutschland ist traditionell ein Alkoholhochkonsumland und liegt deshalb sowohl bei WHO- als auch OECD-Messungen Jahr für Jahr aufs Neue oberhalb der international beobachtbaren Durchschnittswerte:

Reinalkohol pro Kopf und Jahr (ab 15 Jahren)			
erhoben durch	**regionaler Fokus**	**Liter**	**Jahr der Messung**
WHO	global	6,5	2018
WHO	Europa	8,6	2018
WHO	Deutschland	11,4 10,6	2018 2019
OECD	alle Mitgliedsstaaten	9,0	2019
OECD	Deutschland	10,8 10,6	2019 2020

Die für Deutschland aussagekräftigste Übersicht liefert das alle zwölf Monate erscheinende „Jahrbuch Sucht“ der Deutschen Hauptstelle für Suchtfragen (DHS e.V.), das 10,7 Liter (Pro-Kopf-Konsum Reinalkohol/Jahr, ab 15 Jahre) für 2018 ausweist (das Statistische Bundesamt veröffentlicht 10,5 Liter für 2019. Allerdings noch nicht von der DHS bestätigt), was ziemlich genau den 10,8 Litern der OECD in der Tabelle entspricht. Die 10,7 Liter (DHS) verteilen sich wiederum auf: 5,0 Liter Bier, 3,2 Liter Wein (inkl. Schaumwein),

2,5 Liter Schnaps (nur die statistisch zugänglichen Mengen, also der staatlich registrierte Alkohol, zugrunde gelegt).

Der Konsum alkoholischer Getränke lag in Deutschland im Jahr 2019 bei knapp 130 Litern pro Kopf (alle Einwohner, keine Eingrenzung auf Altersgruppe). Bier stellte mit etwas unter 100 Litern das mit Abstand beliebteste Rauschmittel dar (wobei der Bierkonsum im Corona-Jahr 2020 auf historisch niedrige 87 Liter sank).

Die Zahlen sind seit Mitte der 1980er-Jahre in vielen Staaten rückläufig. Der weltweit beobachtbare Rückgang fällt in Deutschland im Vergleich zu den anderen OECD-Mitgliedern allerdings unterdurchschnittlich aus, stagniert mitunter, gefolgt von Jahren, in denen der Verbrauch wieder anzieht. Diese besorgniserregenden Werte sind seit Langem bekannt, schwanken ein bisschen pro Jahr – mit Dellen nach unten in beiden Nachkriegszeiten –, verharren aber langfristig betrachtet seit Anfang des 20. Jahrhunderts auf einem kontinuierlich hohen Niveau.

Für die COVID-19-Zeit liegen bisher keine belastbaren Zahlen der DHS vor. Die WHO warnte vor Beginn des Lockdowns vor einem erhöhten Alkoholkonsum, der in der sozialen Isolation drohen könnte. Stichprobenartige Befragungen (z. B. Consumer Panel GfK, Zentralinstitut für Seelische Gesundheit, OECD) scheinen diese Befürchtung zu bestätigen. Hier berichten die Befragten sowohl von größeren Einkäufen als auch von höherem Verbrauch im Vergleich zur Vor-Corona-Phase. Dem gegenüber stehen Angaben des Statistischen Bundesamts, das für 2020 einen rückläufigen Konsum in drei Segmenten – Bier (hier ist der gravierendste Umsatzeinbruch zu beobachten), Schaumwein, Spirituosen – meldet. Begründet wird dies mit der Schließung der Gastronomie und der Flaute bei Veranstaltungen und Events. Die Wahrheit liegt eventuell in der Mitte:

Während mangels Möglichkeiten das lustige Gesellschaftstrinken in Kneipen und Clubs unterblieb, wurde alleine zu Hause aus Frust kräftiger zugeschlagen. Unterm Strich scheint sich der Wegfall der externen Gelegenheiten aber stärker bemerkbar zu machen als das Einsam-auf-dem-Sofa-Picheln: Der Konsum ging gemäß Statistischem Bundesamt im Jahr 2020 zurück. Ob sich dieses Phänomen während des zweiten Lockdowns (Winter 2020/21) wiederholte, ist Stand heute (Sommer 21) noch nicht abschließend geklärt.
[Redaktionsschluss sämtlicher im Ratgeber verwendeter Zahlen und Statistiken war Sommer 2021]

Je einfacher zu besorgen, desto mehr Alkoholkranke

Die OECD analysiert ebenfalls die Faktoren, die unser Trinkverhalten begünstigen. So liegt Deutschland beispielsweise auf Rang 21 in Europa (bei 28 ihre Daten zur Verfügung stellenden Ländern), was die Bezugspreise für Alkohol anbelangt. Das heißt, nur in sieben anderen Staaten sind Bier und Schnaps billiger zu haben als bei uns.

Daraus resultieren einige traurige Konsequenzen:

- Neun bis zehn Millionen Menschen in Deutschland konsumieren Alkohol in riskanter und gefährlicher Weise (davon zwei Drittel Männer und ein Drittel Frauen), von denen 1,5 bis zwei Millionen als alkoholabhängig anzusehen sind.
- Eine psychische oder verhaltensbezogene Störung durch Alkohol wurde im Jahr 2019 als dritthäufigste Einzeldiagnose in Krankenhäusern mit knapp 300 000 Behandlungsfällen diagnostiziert (davon 100 000 mit akuter Alkoholvergiftung).
- Alkohol stellt nach Nikotin und Bluthochdruck das dritthöchste Risiko für Krankheit und vorzeitigen Tod in den westlichen Industrieländern dar.

- Jeder vierte Mann in Deutschland, der im Alter zwischen 35 und 65 Jahren stirbt, tut dies aufgrund der Folgen übermäßigen Alkoholkonsums.
- Analysen gehen für Deutschland von jährlich 74 000 Todesfällen, bedingt durch den kombinierten Konsum von Alkohol und Tabak aus (hierin gemäß Schätzungen 45 000 Tote durch Alkohol alleine). Nicht berücksichtigt ist jedoch die weitaus größere Zahl an Krebserkrankungen mit tödlichem Ausgang, die durch Alkoholmissbrauch (mit-) verursacht werden.

Des Weiteren werden periodisch stichprobenartige Befragungen durchgeführt, die unter anderem folgende Aussage zutage förderten: 33 % der deutschen Teilnehmer geben an, mindestens einmal im Monat Rauschkonsum zu betreiben (OECD-Durchschnitt: 20 %).

Wir Deutsche sind nun mal chronische Schluckspechte, womit sich die Frage stellt, wie unser Gesundheitssystem mit der Volkskrankheit „Trinken, bis der Notarzt kommt" umgeht. Lassen wir Onkel Heinz auf dem Sofa kalt entgiften, verfrachten wir notorische Wiederholungstäter in eine Trinkerheilanstalt (ein Begriff, den noch meine Mutter benutzte), drohen wir mit Internierung und zwangsweiser körperlicher Ertüchtigung oder zucken wir mit den Schultern und sagen: „Muss jeder selbst wissen und entscheiden, ob er sich zu Tode saufen will"?

Pionier der Alkoholismus-Forschung: E. M. Jellinek

An dieser Stelle müssen wir kurz 70 Jahre zurückspringen: nach Genf zur damals noch jungen Weltgesundheitsorganisation (WHO). Die WHO erkannte – aufbauend auf den Forschungsarbeiten Elvin Morton Jellineks – 1952 Sucht als eigenständige Krankheit an und nahm Alkoholismus in ihren ICD-10-Katalog auf. Die Genfer Gesundheitsexperten erklärten damals: „Alkoholkranke sind exzessive Trinker, deren Abhängigkeit vom Alkohol einen solchen Grad erreicht, dass sie deutliche geistige und körperliche Störungen oder Konflikte in ihren mitmenschlichen Beziehungen, ihren sozialen und wirtschaftlichen Funktionen aufweisen, oder sie zeigen Vorstadien einer solchen Entwicklung. Daher benötigen sie medizinische Behandlung.“ Ein Riesenschritt weg vom Elend des Straßensuffs und der damit einhergehenden nahezu zwangsläufigen sozialen Verwahrlosung.

1968 folgte unser Bundessozialgericht dieser Beurteilung, ein Quantensprung sowohl in medizinischer als auch psychologischer Sicht. Vorbei waren die Zeiten, in denen der Alkoholiker entweder viel Geld berappen musste, um sich den Aufenthalt in einer Privatklinik leisten zu können oder alternativ auf einer schimmligen Matratze in einem kommunalen Säufersanatorium entgiften durfte. Seither können sich Alkoholkranke in Deutschland für ihre Entziehungskur in ambulante oder stationäre Behandlung begeben. Die Kosten für Entzug und Therapie übernehmen Kranken- und Rentenversicherung.

In deutschen Suchtkliniken werden zwischen 100 000 und 120 000 Alkoholentzugsbehandlungen pro Jahr durchgeführt. Bei den wenigsten Erkrankten ist es mit einer stationären Entgiftung getan. 90 % absolvieren mehrere Aufenthalte, manche fünf, andere zehn, einige 30 – ich habe Patienten mit über hundert Durchgängen kennengelernt –, bis es endlich den berühmten Klick macht und der Schalter umgelegt wird. Hinzu kommen diejenigen Trinker, die ihre Entgiftung ambulant in Begleitung ihrer Hausärzte vornehmen. Das werden noch mal on top ein paar Zehntausend sein.

Die rein körperliche Entgiftung ist jedoch sinnlos, wenn nicht flankierende Maßnahmen zur Stabilisierung von Geist und Seele ergriffen werden: Die 13000 Betten der ca. 180 auf Alkoholentwöhnung spezialisierten Reha-Einrichtungen sind rund um die Uhr belegt. Es gelten zum Teil mehrmonatige Voranmeldungen. Die langen Wartefristen sind mitunter problematisch, weil die ausstiegswilligen Kandidaten zwischendurch rückfällig werden und wieder von vorne in der Entgiftung beginnen müssen. Dazu aber mehr im Abschnitt „Therapie".

Alles in allem lässt sich bereits an dieser Stelle festhalten, dass der Umgang mit Alkoholkranken in Deutschland im Vergleich zu vielen anderen Staaten sowohl, was die medizinische Akutversorgung angeht, als auch bei der therapeutischen Ausstiegsbegleitung ein erfreulich hohes Niveau aufweist. Flankierend zu Entzug und Entwöhnung gibt es ein engmaschiges Netz von Beratungsstellen und Selbsthilfegruppen. An Mängeln in der Infrastruktur liegt es also nicht, dass wir jedes Jahr aufs Neue so viele Alkoholtote zu beklagen haben. Genauso wenig wie von Auto und Fußball wollen wir Deutschen eben von Bier und Schnaps lassen, weshalb uns das unschöne Thema Komasuff noch viele Jahrzehnte begleiten wird.

Wie Staat und gesellschaftliches Umfeld den Alkoholkonsum beeinflussen, dazu kommen wir am Schluss dieses Ratgebers im Abschnitt „Und was tut die Politik?" An dieser Stelle, wo wir uns noch bei den Grundlagen des Problems befinden, bleibt festzuhalten: In Deutschland wird seit Beginn der statistischen Erhebung (und sicher noch weitaus früher) überdurchschnittlich viel Alkohol die stets durstigen Kehlen hinuntergejagt.

Es vergeht kein Jahr, in dem wir Deutschen nicht eine Spitzenposition in der internationalen Säufer-Hitparade belegen. Dass dies negative Folgen für den Gesundheitszustand im Allgemeinen und den Alkoholismus im Speziellen hat, kann nicht verwundern.

Sie haben jetzt genug von all diesen langweiligen Zahlen? Ich auch. Deshalb soll dies als kleiner statistischer Hintergrund erstmal genügen.

MERKE

Ein Land, in dem eine Pulle Wodka für fünf Euro beim Discounter und Nachschub 24/7 an jeder Tankstelle erhältlich sind, ist prädestiniert dafür, dass ein großer Teil seiner Bevölkerung an der Flasche hängt.

Wann ist man Alkoholiker?

Nicht jeder, der täglich ein kleines Glas Weißwein zu seiner Pasta trinkt, ist gefährdet. Aber jeder, der die Droge dauerhaft funktional einsetzt, sollte sich Gedanken über seinen Konsum machen. In diesem Kapitel erfahren Sie, was der alte Jellinek von Ihrem Konsum gehalten hätte.

Als psychotrope Substanz verändert Alkohol unser Bewusstsein: sei es als Stimmungsaufheller, Enthemmer, Runterkommer, Vergessenschenker, Einschlafhilfe oder Aphrodisiakum. Solange wir ihn maßvoll und in zufällig getakteten Zeitabständen konsumieren, ist alles okay mit dem Stoff. Sobald wir allerdings damit beginnen, die Droge zu bestimmten Zwecken – und dann in der Konsequenz regelmäßig – einzusetzen, erreichen wir über kurz oder lang die kritische Schwelle vom Genuss- hin zum Gewohnheitstrinken.

Bei vielen klappt es mit dem Saufen halbwegs passabel bis ins hohe Alter. Bei einigen kippt die Sache, und sie überqueren eines Nachts die Schwelle vom Risikotrinker zum Alkoholiker, der es nicht mehr schafft, nach einer Flasche Soave eigenhändig den Stoppschalter zu betätigen, sondern im Anschluss noch eine Pulle Wodka die Kehle runterlaufen lässt. Trinken, bis die Lampen ausgehen, man sich beim Aufwachen nicht mehr an den vorherigen Abend erinnert und sofort auf den Weg zum nächstgelegenen Kiosk macht, um Nachschub zu besorgen. Konsum als 24/7-Dauerzustand.

Nun gibt es bei Alkoholikern solche, solche und solche. Nicht jeder von ihnen schüttet sich jeden Tag bis zur Bewusstlosigkeit zu, kann sich ein Dasein unterhalb von 3,0 Promille beim besten Willen nicht vorstellen bzw. ist ohne ständige ärztliche Hilfe nicht überlebensfähig. Es existiert zusätzlich die gar nicht kleine Gruppe der Quartalssäufer, die einzig zu bestimmten Anlässen die Sau so lange durchs Wirtshaus treiben, bis sie bewusstlos unterm Tisch oder im Straßengraben liegen. Die dritte Fraktion bilden die sogenannten Spiegeltrinker, die vom Aufstehen über Mittagsschläfchen bis hin zum Spätfilm auf Netflix konstant einen Pegel von beispielsweise 1,5 Promille halten und in der Konsequenz im Abstand von 90 Minuten nachtanken müssen.

Alle drei Gruppen haben gemeinsam, dass ihr Umgang mit Alkohol grob fahrlässig, selbstzerstörerisch bis hin zu lebensgefährlich ist. Zudem sind die Übergänge fließend: Viele Quartals- und Spiegeltrinker erreichen über kurz oder lang das Stadium der 24/7-Volldröhnung. Denn – und das ist eine der teuflischen Gefahren der Droge – der Abhängige benötigt im Zeitverlauf eine immer stärker werdende Dosis, um das Wohlgefühl herzustellen, das er für seine wacklige Balance braucht. Aus einem anfänglichen 1,0-Pegel wird so ein 2,0-Spiegel, der irgendwann in einen Dauer-3,0- bis -4,0-Rausch mündet.

Das Abdriften in das Rock-around-the-clock-Vollbesäufnis muss nicht bei allen Alkoholikern geschehen. Ich kenne Kandidaten, die es über Jahrzehnte geschafft haben, sich nur abends in einen weit entfernten Spiralnebel abzuschießen und die – oft zittrigen – Finger tagsüber vom Fusel wegzulassen. Trotzdem ist die Wahrscheinlichkeit, dass die Trinkzeit kontinuierlich nach vorne verlegt wird, bis man eines Morgens den ersten Cognac bereits zum Frühstück runterspült, für die Mitglieder dieser Gruppe hoch.

Okay, sagen Sie, dass zu viel getrunken wird, wissen wir jetzt. Aber wer von uns ist denn nun tatsächlich eine Schnapsdrossel im strengen medizinischen Sinn?

Zu viel Alkohol ist immer hochriskant

Der erste Wissenschaftler, der Alkoholismus zum Forschungsobjekt erhob, war in den 1930er-Jahren ein US-amerikanischer Physiologe: Elvin Morton Jellinek. Seine noch heute verbreitete Klassifikation unterscheidet Alkoholkranke in fünf Typen:

Der **Alpha-Typ** (Problemtrinker, Erleichterungstrinker) trinkt, um innere Spannungen und Konflikte (etwa Verzweiflung) zu beseitigen („Kummertrinker"). Die Menge hängt ab von der jeweiligen Stress-Situation. Hier besteht vor allem die Gefahr psychischer Abhängigkeit. Alphatrinker sind nicht alkoholkrank, aber gefährdet.

Der **Beta-Typ** (Gelegenheitstrinker) trinkt bei sozialen Anlässen große Mengen, bleibt aber sozial und psychisch unauffällig. Betatrinker haben einen alkoholnahen Lebensstil. Negative gesundheitliche Folgen entstehen durch häufigen Alkoholkonsum. Sie sind weder körperlich noch psychisch abhängig, aber gefährdet.

Der **Gamma-Typ** (Rauschtrinker, Alkoholiker) hat längere abstinente Phasen, die sich mit Phasen starker Berauschung abwechseln. Typisch ist der Kontrollverlust: Er kann nicht aufhören zu trinken, auch wenn er bereits das Gefühl hat, genug zu haben. Obwohl er sich wegen der Fähigkeit zu längeren Abstinenzphasen sicher fühlt, ist er alkoholkrank.

Der **Delta-Typ** (Pegeltrinker, Spiegeltrinker, Alkoholiker) ist bestrebt, seinen Alkoholkonsum im Tagesverlauf (auch nachts) möglichst gleichbleibend zu halten: daher auch der Begriff Spiegeltrinker (Blutalkoholkonzentration bzw. Blutalkoholspiegel sind konstant). Dabei kann es sich um vergleichbar geringe Konzentrationen handeln, diese steigen jedoch im Verlauf der fortschreitenden Krankheit und der damit sich erhöhenden Alkoholtoleranz meist an. Der Abhängige bleibt lange sozial unauffällig („funktionierender Alkoholiker“), weil er selten erkennbar betrunken ist. Dennoch besteht starke körperliche Abhängigkeit. Er muss 24/7 Alkohol trinken, um Entzugssymptome zu vermeiden. Durch den ständigen Konsum entstehen körperliche Folgeschäden. Deltatrinker sind nicht abstinenzfähig und alkoholkrank.

Der **Epsilon-Typ** (Dipsomane, Quartalstrinker, Alkoholiker) erlebt in unregelmäßigen Intervallen Phasen exzessiven Alkoholkonsums mit Kontrollverlust, die Tage oder Wochen dauern können. Dazwischen kann er monatelang abstinent bleiben. Epsilon-Trinker sind alkoholkrank.

Um das jeweilige Stadium der Erkrankung zu fixieren, entwickelte Jellinek einen Erhebungsbogen mit knapp 30 Fragen, die von „Denken Sie häufig an Alkohol?“ über „Trinken Sie heimlich?“ bis hin zu „Hatten Sie bereits ein Delir?“ reichen. Je mehr dieser Fragen der

Patient mit „Ja“ beantwortet, desto weiter ist er auf der Leiter des Alkoholismus nach oben geklettert.

Wie es vielen Pionieren geschieht, so wurden auch Jellineks Forschungsansätze und -ergebnisse von seinen Nachfolgern in Zweifel gezogen. Zu oberflächlich und zu grobmaschig, lautete das Urteil. Was partiell durchaus stimmen mag, jedoch – im Nachgang sind wir alle schlauer. Jellinek kommt aber auf jeden Fall das Verdienst zu, sich als Erster wissenschaftlich konsequent mit Trunksucht beschäftigt zu haben. Ohne seine Vorarbeit gäbe es bis heute keine Anerkennung des Alkoholismus als eigenständiges und offiziell anerkanntes Krankheitsbild.

Hier noch zwei weitere heute gängige Typologieschemata. Der Psychiater und Genetiker Robert Cloninger unterscheidet nur zwei Typen voneinander:

Typ I: Ein Typ-I-Alkoholiker ist durch größeren Einfluss von Umweltfaktoren und den Beginn der Suchtkrankheit nach dem 25. Lebensjahr gekennzeichnet. Die Häufigkeit ist bei Männern gleich hoch wie bei Frauen. Der Typ I zeigt grundsätzlich einen eher milden Verlauf mit vorwiegend psychischer Abhängigkeit. Die Betroffenen leiden unter starken Schuldgefühlen und haben große Angst, abhängig zu werden.

Typ II: Der Typ-II-Alkoholiker ist stärker von genetischen Faktoren bestimmt und hauptsächlich durch einen frühen Beginn (vor dem 25. Lebensjahr) der Suchtkrankheit charakterisiert. Männer machen den größten Anteil der Typ-II-Alkoholiker nach Cloninger aus. Typisch sind ein stark ausgeprägtes Alkoholverlangen, gepaart mit asozialen Persönlichkeitseigenschaften und Aggressionsdurchbrüchen.

Der Mediziner und Psychologe Thomas F. Babor unterscheidet ebenfalls zwei Typen. Hier geht es allerdings vor allem um das Einstiegsalter in die Droge:

Typ A: später Beginn

Typ B: früher Beginn

So lapidar macht der Babor das? Ja, so lapidar macht er es.

Die Kriterien der WHO im ICD-10-Katalog

Konsum	Geschlecht	Gramm pro Tag	Entspricht in etwa*
Riskant	♀	20–40	0,2–0,4 l Wein
	♂	30–60	0,75–1,5 l Bier
Gefährlich	♀	40–80	0,4–0,8 l Wein
	♂	60–120	1,5–3 l Bier
Sehr hoch	♀	> 80	0,5 l Eierlikör oder 1 l Weißwein
	♂	> 120	> 0,4 l Schnaps**

* *Die Höhe der (WHO-)Grenzwerte ist umstritten. Manche Mediziner fordern niedrigere Schwellen; andere hingegen plädieren – vor allem bei „Riskant" – für eine Anhebung des Einstiegslimits.*

** *Ein Alkoholiker, der in einem Krankenhaus entgiftet, weist erfahrungsgemäß einen Tageskonsum von ein bis zwei Flaschen Schnaps (zumeist Wodka oder Doppelkorn) über einen längeren Zeitraum auf.*

Suchtdruck und Kontrollverlust

Gemäß der WHO ist Alkoholabhängigkeit als psychische Erkrankung vor allem durch folgende Phänomene charakterisiert: Suchtdruck, Vernachlässigung von allem, was nichts mit der Droge zu tun hat, Toleranzentwicklung/Dosissteigerung, Kontrollverlust sowie Entzugserscheinungen. Bei zweien dieser Begriffe müssen wir kurz verweilen, denn sie sind wichtig und werden uns im weiteren Verlauf häufig begegnen: Suchtdruck und Kontrollverlust.

Suchtdruck – im angelsächsischen Sprachraum „Craving“ (Begierde, Verlangen) genannt – umschreibt das nahezu unbezwingbare Verlangen eines Abhängigen, sein Suchtmittel (Alkohol, Tabak, irgendeine der vielen illegalen Drogen) konsumieren zu wollen. Craving hat seine neurobiologische Grundlage in der Sensitivierung des Belohnungssystems im Gehirn. Die Zufuhr der Substanz bewirkt die 24/7-Aktivierung einer künstlich hergestellten, als angenehm empfundenen Gefühlswelt. Der Abhängige weigert sich, negative Empfindungen zuzulassen bzw. flüchtet sich, sobald der euphorische Höhenflug abflaut, sofort wieder in den nächsten Rausch: die Sucht als nicht mehr unterdrückbare Gier nach einem wahlweise hochgestimmten oder benebelten Erlebniszustand. Diesem unbedingten Verlangen werden die Kräfte des Verstandes völlig untergeordnet.

Weil „Sucht“ den Ärzten und Therapeuten zu banal klingt, sprechen die medizinischen Experten lieber von Abhängigkeit oder gar vom substanzgebundenen Abhängigkeitssyndrom, drücken damit aber letztlich dasselbe aus wie wir, wenn wir seufzend sagen: „Der Heinz kommt seit Jahren nicht vom Schnaps weg und hat sich bald den letzten Rest seines Hirns weggesoffen. So schade um ihn. War mal ein attraktiver und kluger Mann.“

Kontrollverlust: Hiermit ist nicht der einmalige Verlust an Kontrolle gemeint. Die Wissenschaft beschreibt das traurige Phänomen so: Der Betroffene ist nicht mehr in der Lage, eigenständig über Trinkbeginn, Menge und Ende entscheiden. Vorher selbst gebastelte und mühsam aufrecht erhaltene Konsummuster (kein Bier vor vier, kein Schnaps in der Werkwoche) können plötzlich nicht mehr eingehalten werden. Der Süchtige tritt in das Stadium ein, in dem er seinen Konsum grundsätzlich nicht mehr steuern kann. Der Abhängige benötigt den Stoff nun rund um die Uhr. In der Extremvariante bedeutet Kontrollverlust Trinken bis zum Umfallen.

Hardcoresäufer müssen deshalb häufig den Umweg über die Intensivstation nehmen, bevor sie von dort weiter in die Entzugsklinik verwiesen werden. Es gilt die harte Regel: *einmal* Kontrollverlust erlitten → Genusstrinken wird *nie* mehr möglich sein. Sobald ein Süchtiger diese Schwelle überschreitet, ist Alkoholismus irreversibel. Von nun an gibt es keinen Weg zurück zum normalen Konsum. Es existieren angeblich in einem abgeschiedenen Appalachendorf in Kentucky und in Zimmer 273 des städtischen Altersheims Castrop-Rauxel zwei fabulöse Ausnahmen von dieser Regel, aber leibhaftig gesehen hat die beiden bisher noch niemand.

Der Kontrollverlust markiert für 99,99 % aller Trinker das definitive Ende von Hoch-die-Tassen. Oder, um es ganz modern auszudrücken: Er stellt den *point of no return* dar. Von nun an bleiben bloß noch zwei Möglichkeiten offen: dem Schnaps für immer und ewig abzuschwören oder sich ungezügelt ins Grab zu saufen. Dazwischen existiert kein dritter Weg, auch wenn viele Alkis davon träumen. Das Suchtgedächtnis vergisst nichts und bestraft Experimente unbarmherzig.

Wer Alkoholiker ist und wer nicht, darüber streiten die Fachleute. Geht es um quantitative Mengen oder kontinuierlichen Konsum? Dazu sind Millionen Fachaufsätze publiziert und noch mehr Streitgespräche in Gruppentherapien geführt worden. Um nun nicht jeden, der fünfmal in der Woche mittags zu seinen Spaghetti aglio e olio ein zur Hälfte mit Wasser verdünntes Glas Frascati zu sich nimmt, in die Kategorie der hoffnungslosen Fälle einzusortieren, sei hier folgende Charakterisierung des Alkoholikers gewählt:

- Er/sie trinkt regelmäßig,
- und zwar Mengen, welche die WHO als gefährlich einstuft.
- Das praktiziert er über einen längeren Zeitraum.
- Er verspürt oft Suchtdruck.
- Er setzt die Droge gezielt ein.
- Unwohlsein und Zittern stellen sich ein, falls Alkohol nicht rechtzeitig bereitsteht.
- Denken und Tagesablauf werden von der Droge bestimmt.

Wenn Sie jetzt noch nicht so genau wissen, ob Sie zu den Alkoholikern dazugehören und auf welcher Stufe der Leiter Sie sich einsortieren sollen, empfehle ich Ihnen den Jellinek-Fragebogen. Er ist am Ende des Buches im Anhang beigefügt, setzt aber voraus, dass Sie die Fragen ehrlich beantworten. Falls Sie schummeln und sich selbst belügen, bringt das Ganze nichts – und Sie können diesen Ratgeber entweder zurück ins Regal stellen oder einem Bürokollegen, den Sie nicht leiden können, zu Weihnachten schenken.

MERKE

Problematisch wird es mit dem Alkohol, sobald man ihn zu bestimmten Zwecken und regelmäßig einsetzt. Der Kontrollverlust bedeutet die letzte Schwelle, die der Trinker überschreitet. Von diesem Punkt an gibt es keinen Weg mehr zurück.

Körperliche und seelische Folgen

Auf den folgenden Seiten geht's um Sachen wie Leberzirrhose, Trinkerbein und Gedächtnisstörungen. Wer zu Hypochondrie neigt, überspringt dieses Kapitel. Obwohl – lesen sollten Sie es trotzdem. Denn es zeigt wie die Bilder auf den Zigarettenschachteln exemplarisch auf, was alles passieren kann, wenn Sie es mit dem Trinken übertreiben und partout nicht davon lassen möchten.

Wie für alle Substanzen gilt auch für den Alkohol die alte Paracelsus'sche Weisheit: Die Dosis macht das Gift. Und da Alkoholiker qua Definition über viele Jahre hinweg hemmungslosen Substanzmissbrauch betreiben, kann es niemanden ernsthaft verwundern, dass sich in der Folge unangenehme körperliche und seelische Begleiterscheinungen einstellen können. Die Liste der alkoholbedingten Krankheitsbilder ist nicht gerade kurz. Hier deshalb nur ein Auszug aus den häufigsten Malaisen, die einem Trinker drohen, wenn er zu lange an der Flasche hängt; Text im Original aus diversen Medizinlexika.

Körperliche Folgeschäden

Leber: „Wenn man zu viel Alkohol trinkt, kann die normale Leberfunktion und das chemische Gleichgewicht in der Leber gestört werden. Leberzellen werden zerstört oder verändert. Dies führt zunächst zu Fetteinlagerungen (alkoholische Fettleber). In diesem Stadium kann sich die Leber noch vollständig erholen, wenn man mit dem Trinken aufhört. Sofern weiter Alkohol konsumiert wird, kann sich die Leber entzünden (alkoholische Hepatitis). Dieses

Stadium ist bereits gefährlich. Die alkoholische Hepatitis kann unauffällig als chronische Entzündung zur Zirrhose führen, aber auch als schwere Akuterkrankung auftreten, bei der ein Leberversagen droht. Die chronische Entzündung führt im Endstadium zu einer vollständigen Vernarbung der Leber (Zirrhose). Die Komplikationen einer Zirrhose können tödlich sein."
© www.leberhilfe.org

Bauchspeicheldrüse: „Die häufigste Erkrankung der Bauchspeicheldrüse ist die Entzündung (Pankreatitis). Eine Pankreatitis entsteht etwa durch übermäßigen Alkoholkonsum, oder wenn der „Bauchspeichel" nicht abfließen kann und beginnt, die Drüse zu zersetzen. Wird die Entzündung chronisch, werden die Zellen zerstört, die den Verdauungssaft herstellen – die Patienten leiden unter Bauchschmerzen, Durchfall, Blähungen und Gewichtsverlust. Die fehlenden Verdauungsenzyme, die sonst mit dem Bauchspeichel in den Darm gelangen, können als Medikament gegeben werden.
Bauchspeicheldrüsenkrebs ist die fünfthäufigste Todesursache bei den Krebsarten. Die Heilungsprognose ist nicht gut, da der Tumor anfangs kaum Beschwerden macht und deshalb zu spät entdeckt wird."
© www.praxisvita.de

Magen: „Magenschleimhautentzündung (Gastritis). Durch die ständige Reizung der Magenschleimhaut, besonders durch hochprozentige Getränke, kann es zur Gastritis kommen. Sie zeigt sich durch Oberbauchschmerzen, Übelkeit und Erbrechen, Erbrechen von dunkelrotem Blut, Teerstuhl. Bei dauernder Schädigung kann es dadurch zu Magengeschwüren kommen."
© www.alkomi.de

Dünndarm: „Am Dünndarm schädigt Alkohol die Schleimhaut über die gleichen Mechanismen wie beim Ösophagus (Speiseröhre) und Magen, sichtbar an Schleimhautrötungen, Exfoliationen (allmähliche Ablösung abgestorbener Teile der Haut oder Schleimhaut) und kleinen subepithelialen Blutungen. Klinisch relevante Störungen werden aber nur bei Patienten mit starkem, chronischem Alkoholkonsum (Männer über 60 g/Tag, Frauen über 30–40 g/Tag) gesehen. Die Folge ist eine Reduzierung der Dünndarmoberfläche (Zottenatrophie) und Hemmung der Absorption zahlreicher Nährstoffe im Dünndarm (wie Glukose und Aminosäuren). Die chronische Schleimhautschädigung des Dünndarms ist wahrscheinlich auch eine wichtige Ursache für die Entwicklung alkoholinduzierter Lebererkrankungen und anderer Organschäden."
© www.aezteblatt.de

Trinkerbein: „Die Polyneuropathie – im Volksmund auch ‚Trinkerbein' genannt – ist eine Störung des peripheren Nervensystems (Nerven außerhalb Gehirn und Rückenmark) und entsteht ausschließlich kombiniert mit einer anderen Krankheit. [...] Bei der Polyneuropathie und hier der Alkoholpolyneuropathie sind häufig die Zehen sehr stark beeinträchtigt in Kombination mit Wadenkrämpfen: Damit sind die Probleme beim Gehen unübersehbar. Die Reflexe der Muskeln in Zehen, Füßen und Beinen werden nachhaltig beeinträchtigt, und der Betroffene stolpert häufig."
© www.apotheken-wissen.de

Trinkerherz: „Selbst gesunde Menschen, die viel Alkohol konsumieren, gefährden ihr Herz. Ihnen drohen Herzinfarkt, Herzschwäche und Vorhofflimmern. Damit ist Alkohol ein eigenständiger Risikofaktor für Herz-Kreislauf-Erkrankungen. [...] Forscher fanden einen starken Zusammenhang zwischen Alkoholmissbrauch und Herz-Kreislauf-Erkrankungen. So erlitten Teilnehmer mit der

entsprechenden Diagnose 1,4-mal so oft einen Herzinfarkt wie diejenigen, denen nie ein Alkoholmissbrauch bescheinigt worden war. Außerdem entwickelten sie doppelt so häufig Vorhofflimmern – eine Störung des Herzrhythmus, die einen Schlaganfall verursachen kann. Und ihr Risiko für eine Herzschwäche war sogar 2,3-mal so hoch wie bei der Vergleichsgruppe. Dabei ist die Pumpleistung des Herzens herabgesetzt.“
© www.netdoktor.de

Hirnzirrhose (Korsakow-Syndrom): „Das Korsakow-Syndrom (auch: amnestisches Syndrom) tritt insbesondere als ausgeprägte Merkfähigkeitsstörung in Erscheinung. Die Betroffenen haben die Fähigkeit verloren, neue Informationen zu speichern (sogenannte anterograde Amnesie) und entwickeln gleichzeitig die Tendenz, die entstehenden Gedächtnislücken und Orientierungsstörungen mit bisweilen frei erfundenen Geschichten zu füllen (sogenannte Konfabulation). Vielen Patienten ist dies jedoch nicht bewusst, sodass es sich bei den Konfabulationen nicht um bewusstes Täuschen oder gar Lügen handelt. Vielmehr ist das Korsakow-Syndrom Ausdruck einer schweren, chronischen Schädigung des Gehirns, die vor allem Hirnregionen betrifft, die für die Gedächtnisbildung und die Regulierung der Emotionen zuständig sind. Entsprechend sind viele Betroffene auch in ihrer Emotionalität verändert. Sie können distanzlos oder unangemessen heiter wirken. Die häufigste Ursache des Korsakow-Syndroms ist ein jahrelanger übermäßiger Alkoholkonsum.“
© www.deutsche-alzheimer.de

Klingt alles ganz furchtbar, oder? Und das sind noch nicht mal alle Dauerschäden, die der Alkohol verursachen kann. Es gibt kaum ein Organ – wahrscheinlich sogar überhaupt keins –, das der Suff nicht in Mitleidenschaft zieht. Und da haben wir noch nicht über solche Dinge wie Treppenstürze gesprochen, die zu Genickbruch und Querschnittslähmung führen können. Oder volltrunken vor eine Straßenbahn laufen und den Rest des Lebens im Rollstuhl sitzen. Oder sich im Wahn das hübsche Gesicht mit dem Küchenmesser oder einer Glasscherbe so zerfurchen, dass man die tiefen Narben nie mehr loswird. Jetzt übertreiben Sie aber maßlos, sagen Sie? Nein, tue ich nicht. Alles schon in Kliniken und Selbsthilfegruppen gesehen.

Will man als trockener Alkoholiker nicht gerne hören, ist aber leider nun mal so: Alkoholmissbrauch verkürzt die Lebenszeit. Bei Hardcore-Trinkern um bis zu 20 Jahre.

Geistig-seelische Schäden

Sind oft in der nassen Phase zu beobachten. Zu nennen sind in diesem Zusammenhang: deutliche Beeinträchtigung der Leistungen von Gedächtnis, Konzentration, Antrieb und Aufmerksamkeit. Treten häufig auf im Verein mit Gleichgültigkeit an den Geschehnissen der Umwelt, Rückzug von sämtlichen sozialen Kontakten, Vernachlässigung des Äußeren und der Hygiene. Ständiger Alkoholmissbrauch macht sich unter anderem an Rührseligkeit, Überempfindlichkeit, übertriebenem Misstrauen und ins Krankhafte gesteigerter Eifersucht und Verlustängsten bemerkbar und kann in Extremfällen zu zeitweiligen Wahnvorstellungen bis hin zu chronischer Paranoia führen. Nur durch Alkohol zu lindernde Panik- und Angstattacken stellen sich ein.

Vieles davon reguliert sich mit fortlaufender Dauer der Abstinenz. Ob und in welchem Ausmaß man psychische Folgeschäden erleidet – also beispielsweise von Panikattacken auch noch viele Jahre später, nachdem man mit dem Saufen aufgehört hat, befallen wird –, variiert von Abstinenzler zu Abstinenzler. Generell lässt sich aber sagen, dass das Absetzen der Droge bei den meisten zu einem raschen Abflauen der psychischen Beeinträchtigungen führt. Der bis vor Kurzem oft apathisch und leicht schmuddelig wirkende Trinker duscht und putzt sich die Zähne wieder zweimal pro Tag, nimmt nach langen Jahren Trash-TV-Konsums auch mal ein Buch in die Hand und interessiert sich plötzlich für seine Mitmenschen. Ob er jemals ganz der Alte wird wie früher, bevor er mit dem Saufen anfing, steht jedoch auf einem anderen Blatt. Ein bisschen Wesensveränderung bleibt immer. Eine ausführliche Auflistung der alkoholbedingten psychischen Erkrankungen findet man in Ralf Schneiders „Die Suchtfibel“ (siehe Anhang).

Ihnen ist nach diesem Textabschnitt nun entsetzlich übel? Fragen Sie mich mal, wie ich mich bei Recherche und Tippen fühlte. Als bekennender Hypochonder habe ich im Anschluss sofort einen Termin bei meinem Hausarzt vereinbart.

Ob Säufer nicht partiell verblöden, möchten Sie von mir noch wissen? Manche ja, manche nein, antworte ich. Ich hoffe, die mir verbliebenen Hirnzellen reichen aus, dieses kleine Buch bis zu Ende zu schreiben. Und nun Schluss mit dem deprimierenden Abschnitt.

MERKE

Die Schäden, die sich der Trinker durch jahrelangen Alkoholmissbrauch zufügt, sind groß. Einige Organe regenerieren sich, sobald man mit dem Saufen aufhört, andere wiederum nicht. Die Lebenszeitverkürzung kann enorm sein.

Muss man erst ganz unten ankommen?

Weshalb es für die einen ausreicht, ein einziges Mal in der Klinik gewesen zu sein und dann mit der Sauferei für immer zu stoppen, wohingegen andere sich knapp vor der letzten Ölung befinden müssen, bevor sie ernsthaft über Abstinenz nachdenken.

Trotz millionenfachen Gebrauchs immer noch erlaubt und beliebt ist die Redensart „Du musst wahrscheinlich erst ganz unten ankommen, bevor du dich eines Besseren belehren lässt" an die Adresse des notorischen Trinkers, der bereits zehn Entgiftungen und eine Langzeit-Reha hinter sich gebracht, dabei noch ein Dach über dem Kopf und eine funktionierende Heizung in der Wohnung hat und im Moment, in dem ihm dieser Satz von einem wütenden Angehörigen an den Kopf geworfen wird, mit 3,5 Promille apathisch auf dem Sofa liegt.

Nun ist die Floskel, nur weil sie bereits eine Milliarde Mal wiederholt wurde, nicht unbedingt verkehrt. Manch einer – beispielsweise der Schreiber dieser Zeilen – versteht es bloß auf die harte Tour. Nur – was ist mit „ganz unten ankommen" bzw. „auf die harte Tour" im Detail gemeint? Für den einen ist es bereits hart, wenn er einmal in die Klinik zum Entzug musste. Da will er niemals wieder hin. Deshalb füllt er im Nachgang zur Entgiftung brav den Antrag auf Langzeit-Reha aus, verbringt drei Monate in einem Sanatorium, arbeitet in Gruppen- und Ergotherapie engagiert mit, macht sich viele Notizen zum Thema Rückfallprophylaxe, wird als geheilt entlassen und knüpft unmittelbar dort wieder an, wo er ein halbes Jahr zuvor gestoppt hatte. Rührt danach nie wieder einen Tropfen Alkohol an.

So was gibt's nicht, sagen Sie? Doch, gibt es, antworte ich. Ich habe einige dieser wundersamen Trinker, die bereits nach dem ersten Klinikaufenthalt in die Fraktion der Abstinenzler wechselten, leibhaftig kennengelernt.

Andere benötigen deutlich mehr Warnhinweise, um den Irrsinn, den sie betreiben, zu begreifen und sich Gedanken darüber zu machen, wie man vom Todeskarussell abspringen kann. So kommen einige erst zu Verstand, sobald sie ans Bett fixiert und an Schläuche angeschlossen in der Intensivstation aufwachen. Der Nächste kriegt irgendwann die Krise, weil er nach zwei Jahren Dauersuff feststellt, dass ihm sämtliche Verwandte und Freunde verlorengegangen sind. Wiederum ein anderer erträgt es nicht, vom gutverdienenden Sparkassen-Abteilungsleiter zum Hartz-IV-Almosenempfänger abgerutscht zu sein. Der Fünfte bekommt es plötzlich mit der Angst zu tun, weil der Stationsarzt ihm in sorgenvoller Tonlage mitteilt: „Noch ein Absturz, und Sie liegen nicht mehr hier oben, sondern in der Kühlkammer unten im Keller." Und dem letzten hier vorgestellten Säufertypus ist das alles total egal. Der will nur noch in Ruhe weiterzechen, bis ihn ein – hoffentlich schmerzfreier – Trinkertod ereilt.

Leere Drohungen bringen nichts

Wir sehen also, dass „auf die harte Tour" für jeden etwas anderes bedeuten kann. Für den Sensiblen reicht vermutlich schon die Androhung der Ehefrau, ihn morgen mitsamt der Kinder zu verlassen, die er nicht wiedersehen wird, solange er weitersäuft. Beim Geldorientierten leistet eventuell der Gerichtsvollzieher unbewusste Unterstützung, indem Kontopfändung, Sperrung der Kreditkarte und Zwangsversteigerung des Reiheneckhauses derart schmerzen, dass Nicht-Trinken als das geringere Übel im Vergleich zur Perspektive alkoholbedingt arm und obdachlos angesehen wird. „Wenn Sie nicht *sofort* mit Wodka und Doppelkorn aufhören, erleben Sie Ihren nächsten Geburtstag nicht" aus dem Mund eines vertrauenerweckenden Mediziners hat bei einigen auch schon großen Effekt gezeigt.

Es kann aber auch passieren, dass die hier exemplarisch angeführten Warnschüsse genau das Gegenteil von dem auslösen, wozu sie gedacht waren. In dieser negativen Schubumkehr greift der Betroffene erst recht zur Flasche und lässt sich noch voller laufen, als er es sonst tut. Eine Garantie, dass ein an den Kopf geschleudertes Horrorszenario genau das bewirkt, was Sie als Partner/Verwandter/Freund bezwecken wollen, gibt es nicht. Schon gar nicht bei solch labilen Adressaten wie Alkoholikern.

Was Sie aber auf *gar keinen* Fall machen sollten, ist es, leere Drohungen auszusprechen. Denn sobald Sie einer Ankündigung, beispielsweise „Ich verlasse dich", keine konkrete Tat folgen lassen, sondern weiterhin als Dulder oder Dulderin am Krankenbett des Patienten – das in der Realität zumeist die IKEA-Couch im Wohnzimmer ist, auf der die Schnapsdrossel leider nicht fröhlich zwitschernd, sondern entweder apathisch brabbelnd oder aggressiv vor sich hin schimpfend sitzt, während gleichzeitig ohrenbetäubender Lärm aus dem Fernsehgerät ertönt – ausharren, wird Sie der Trinker fürderhin nicht mehr ernst nehmen und Ihnen beim nächsten Mal mit mittelschwerer Artikulationsproblematik entgegnen: „Machst du eh nicht." Womit er in 90 % der Fälle Recht behält, weshalb es für ihn keinen Grund gibt, die Sauferei an den Nagel zu hängen bzw. den Mariacron in den Ausguss zu kippen.

Der seine Drohung nicht wahr machende Partner verwandelt sich über kurz oder lang in einen Mitwisser-Komplizen oder gar Co-Abhängigen. Ein ganz bedauernswerter Zustand, über den ich an dieser Stelle jedoch nichts weiter schreibe, weil diesem großen Kollateralschaden weiter hinten im Buch ein eigener Abschnitt gewidmet ist.

MERKE

Wann und wo der Tiefpunkt erreicht ist, an dem der Alkoholiker endlich ernsthaft darüber nachzudenken beginnt, mit dem Irrsinn aufzuhören, ist bei jedem Trinker individuell. Einige verstehen es und ziehen die Reißleine, andere hingegen saufen sich von einem Tiefpunkt zum nächsten, bis als letzter Tiefpunkt das Grab auf sie wartet.

Und damit sind wir mit dem Grundsätzlichen durch und können uns nun endlich mit dem beschäftigen, wofür Sie das Buch ja eigentlich gekauft haben – nämlich dem Zehn-Stufen-Plan, um vom Fusel loszukommen. Verschnaufen Sie einen Moment und lassen Sie das Fundament erst mal sacken, bevor es auf der nächsten Seite mit Schritt 1 „Krankheitseinsicht“ direkt ans Eingemachte geht.

MENÜ IN ZEHN GÄNGEN

Sich vom Alkohol befreien – die einzelnen Schritte

Haben Sie genug Kaffee bereit- und das Smartphone auf leise gestellt? Ab sofort benötige ich nämlich Ihre volle Aufmerksamkeit, denn wir starten hier mit dem Kernteil des Buches: den zehn Schritten des Trockenwerdens, an deren Ende die zufriedene Abstinenz steht.

1. Ich bin Alkoholiker – die Krankheitseinsicht

Hier geht es sofort mit etwas sehr Schwierigem los, nämlich sich einzugestehen, dass man seit vielen Jahren ein massives Problem mit seinem Alkoholkonsum hat, das ohne Hinzuziehung von fachlich geschultem Personal alleine nicht mehr lösbar ist.

Krankheitseinsicht zeigen ist doch das Allereinfachste, sagen Sie? Wer das nicht tut, verhält sich ganz schön dumm, dem kann halt nicht geholfen werden, werfen Sie noch hinterher?

Tut mir leid, dass ich Ihnen bereits an dieser frühen Stelle des Kapitels widersprechen muss: Zum einen sind viele Alkoholiker ziemlich schlau, und zum anderen ist Einsicht zeigen speziell in dieses

Krankheitsbild eines der schwierigsten Unterfangen überhaupt. Warum ist das so?

Alkohol als Kulturdroge ist in unseren westlichen Gesellschaften ohne Wenn und Aber akzeptiert. Okay, es mag ein paar nörgelnde Mütter und Ehefrauen geben, die ihren Kindern bzw. Männern ständig in den Ohren liegen, nicht so zu enden wie Urgroßonkel Wilhelm, der in den wilden 1920er-Jahren seine letzten Monate elend in einer Trinkerheilanstalt fristete und, kaum entlassen, sich binnen vier Wochen zu Tode soff. Weibliche Frühwarnsysteme bilden jedoch die Ausnahmen.

Die Mehrzahl der Deutschen, Briten, Franzosen, Schweden etc. hat kein Problem damit, dass ständig konsumiert wird. Alkohol darf getrunken werden nach Feierabend, im Büro zu besonderen Anlässen und am Wochenende sowieso. Spielt der Fußballclub zu Hause, ist das halbe Stadion angetrunken. Spielt er auswärts, beginnt die Sauferei bereits im Zug während der Hinreise. Zu Karneval lassen wir alkoholisch mal so richtig die Sau raus, Weihnachten mit der Großfamilie ist ohne Rotwein und Cognac überhaupt nicht zu ertragen, und zum Tatort am Sonntagabend zischt der Papa drei Pullen Bitburger, bis der Mörder endlich hinter Schloss und Riegel sitzt.

Selbst Exzesse werden toleriert und lachend gutgeheißen. Niemand wird Ihnen Vorwürfe machen, wenn Sie mal abends im Club eskalieren und den Barkeeper, nur weil der Ihnen den 23. Whisky Sour verweigert, einen verdammten Hurensohn nennen oder sich auf der Rückfahrt nachts um 3 Uhr im Taxi ausziehen, um der netten Fahrerin das Drachen-Tattoo, das auf Ihrer linken Pobacke prangt, zu demonstrieren. Wenn Sie das am Tag darauf Ihren Kumpels erzählen, werden die Ihnen auf die Schulter klopfen und sagen: „Passiert jedem von uns hin und wieder.“

Sie haben kein Drachen-Tattoo auf der linken Arschbacke? Ich auch nicht. Sie haben aber schon mal betrunken dem miesepetrigen Nachbarn, der immer die Polizei anruft, sobald Sie die Musik zu laut drehen, in den Briefkasten gepinkelt? Nein? Ich schon. Mehrmals. Ist alles durch den zu viel genossenen Whisky Sour entschuldbar und fällt in die Rubrik promillehaltiges Kavalierspinkeln. Was hingegen nicht geht, ist Alkohol am Arbeitsplatz, am Steuer eines Fahrzeugs, und Ihre neue Verlobte würde sich wahrscheinlich wundern, wenn Sie morgens zum Frühstück statt eines Glases O-Saft einen Zahnputzbecher Wodka in sich reinkippen. Ansonsten ist alkoholmäßig nahezu alles erlaubt und wird von der Mehrheit der Bevölkerung akzeptiert.

Der Durchschnittsalki: männlich und Ü40

Die Inkubationsphase, also der Zeitraum zwischen dem allerersten Schluck Lambrusco und dem Kontrollverlust, dauert unterschiedlich lange. Als Faustregel kann man sich merken: Je früher damit angefangen wird, desto kürzer verläuft sie. Frauen, die allerdings prozentual den kleineren Anteil bei den Erkrankten ausmachen, werden schneller abhängig als Männer.

Viele Alkoholpatienten in den Suchtkliniken sind männlich und haben das 40. Lebensjahr überschritten, was zu der nicht-repräsentativen Schlussfolgerung führt, dass der mitteleuropäische Durchschnittsalkoholiker oft auf eine mehr als 20 Jahre dauernde Trinkerkarriere zurückblickt, bevor er sich das erste Mal einer stationären Behandlung unterziehen muss. Das deckt sich in etwa mit meiner persönlichen Erfahrung: Bei mir waren es knapp 30 Jahre, die zwischen Bier Nummer 1 und Aufwachen auf einer Intensivstation verstrichen. Wobei die Abhängigkeit natürlich viel früher einsetzte. Die

Intensivstation stellte bloß den finalen Schlusspunkt des (am Ende: un-)lustigen Trinkens dar.

Sie kennen solche Arbeitskollegen wahrscheinlich: morgens rotgesichtig, häufig krank, Sport nur im Fernsehen, bloß nicht aktiv, schnell reizbar, zwischendurch am Schreibtisch kurz einnickend, abends bei der Happy Hour jedoch dazu neigend, Ihnen die gesamte melodramatische Lebensgeschichte von Kindheit über Jugend und Studium bis hin zum gestrigen Ehedrama zu erzählen. Ein Profi- oder gar Vollprofitrinker gemäß der borowiakischen 5-Typen-Klassifikation (siehe Glossar). Sie nehmen eines Tages, als die blutrotunterlaufenen Augen, die Übellaunigkeit und der Sekundenschlaf beim besten Willen nicht mehr zu übersehen sind, die anderen bereits hinter vorgehaltener Hand tuscheln, all Ihren Mut zusammen und sprechen den Kollegen *vorsichtig* darauf an, ob er eventuell ein leichtes Alkoholproblem haben könnte. Mit 97-prozentiger Wahrscheinlichkeit werden Sie folgende Reaktion ernten:

„Ich schleppe mich trotz grippalen Infekts in dieses Büro, und du unterstellst mir, ich hätte gesoffen. Und das mir, der ich abends höchstens hin und wieder ein kleines Glas Rotwein trinke. Zum Genuss! Ich reiße mir täglich den Arsch für diese Firma auf. Aber wenn ihr mich sowieso alle für einen Alki haltet, dann ist es mir jetzt auch egal, und ich lasse mich für eine Woche krankschreiben. Macht euren Mist alleine. Schaut zu, wie ihr meine Arbeit erledigt kriegt. Ich sag' hier nichts mehr ohne meinen Anwalt."

Der Kollege geht zwar nicht zum Arzt, sondern bleibt schlecht gelaunt an seinem Platz sitzen. Sie trauen sich jedoch in den nächsten Wochen nicht mehr, ihn auf das Thema Alkohol anzusprechen. Abends beobachten Sie ihn noch dabei, wie er ein Dutzend leere Flachmänner aus der Schreibtischschublade rauskramt, in seiner

Aktentasche verstaut und in den nächstgelegenen Glascontainer schmeißt. Sie jedoch denken nun: Was geht mich das an? Soll er halt solange weitersaufen, bis er eines Tages betrunken vom Stuhl kippt. Ihr Gewissen ist dabei rein, denn Sie haben es ja zumindest einmal versucht.

Ängste und Selbstbetrug beherrschen den Trinker

Weshalb ist es so dermaßen schwierig, sich selbst einzugestehen, dass man ein massives Alkoholproblem hat? Die Gründe für die Abwehrhaltung sind mannigfaltig: falscher Stolz, diese Schwäche zuzugeben, Sorge, von der Gesellschaft stigmatisiert zu werden, Angst vor finanziellem Abstieg, die irrige Annahme, man habe alles unter Kontrolle, keine Lust, sich dem Problem zu stellen (denn dass Therapie und Abstinenz kein Zuckerschlecken sind, ahnen die meisten), die Party so lange weiterfeiern wollen, wie es halt irgendwie möglich ist, Widerspenstigkeit: Warum muss *ich* mit etwas aufhören, was alle anderen um mich herum tun dürfen? Weshalb sagt denen denn keiner, dass sie zu viel trinken? Warum immer nur ich? Sehe ich überhaupt nicht ein.

Ich nehme als Beispiel mal wieder mich selbst: Mir war schon während des Studiums bewusst, dass ich zum einen mehr trank als meine Kumpels und zum anderen den Alkohol funktional – wenngleich ich das schlaue Wort damals noch nicht kannte – verwendete: als Enthemmer, Aphrodisiakum, Einschlafhilfe, Beruhigungsmittel, willkommenen Entschuldigungsgrund: „Ja, ich weiß, dass ich gestern riesigen Mist gebaut habe. Kann mich aber gar nicht mehr daran erinnern. Ich hatte ausnahmsweise mal zu viel getrunken. Wird man doch mal dürfen, oder?“

Ich schlief nach zu viel Alkohol unrund, wachte mitten in der Nacht schweißgebadet auf, hatte mitunter grauenerregende Albträume, zitterte am nächsten Morgen, erinnerte mich nur dunkel daran, was am Tag zuvor geschehen war, kriegte keinen Bissen fester Nahrung runter und sehnte den Abend herbei, um endlich ohne Gewissensbisse (die hatte ich damals noch, wenn ich tagsüber zur Flasche griff) nachtanken zu können und meinem schmerzenden Körper Linderung zu verschaffen. Und trotz all dieser Ausfallerscheinungen und des periodischen Wahnsinns, den ich unter Alkoholeinfluss betrieb, wäre ich dennoch *nie* auf die Idee gekommen, mich als abhängig einzustufen.

Denn: Um mich herum wurde ja auch munter getrunken, und ich hatte natürlich alles im Griff, konnte jederzeit aufhören, falls ich das wollte. Ich wollte aber erst mal nicht aufhören. Wozu auch? Das Studentenleben ist ja schließlich dazu erfunden worden, hin und wieder kräftig zu feiern. Dem Alkohol abschwören konnte ich noch, sobald ich ins Berufsleben eintrat. Bloß machte ich es dann nicht. Ich änderte zwar Art und Frequenz meines Konsums, trinken tat ich aber weiterhin.

Spätestens in der Suchtklinik ist Schluss mit lustig

Wenn einen die Abhängigkeit erst mal im Griff hat, lässt sie einen so einfach nicht wieder los. Am vernünftigsten wäre es gewesen, damals schon Kontakt mit Ärzten und Psychologen aufzunehmen, um das Problem zu erörtern und Gegenmaßnahmen zu ergreifen. Ich jedoch gab mich stattdessen weitere 15 Jahre der Illusion hin, meinen Alkoholverbrauch – der beständig hoch war – immer unter Kontrolle zu haben. Ein Trugschluss, der mich eines Nachts, vom

Gefühl her mehr tot als lebendig und ans Bett fixiert, in einer Intensivstation aufwachen ließ.

Drei Tage später saß ich abends im Seminarraum einer Kölner Suchtklinik, nuckelte an einem Glas Hagebuttentee und lauschte der Präsentation eines Vertreters des Kreuzbunds. Der begann seinen Vortrag mit folgenden Sätzen: „Ich heiße Josef, bin Alkoholiker. Seit zwanzig Jahren trocken. Alle, die hier vor mir sitzen, sind ebenfalls Alkoholiker. Andernfalls würdet ihr hier nicht sitzen. Denn kein normaler Mensch sitzt abends im Seminarraum einer Suchtklinik." Wie nicht anders zu erwarten, streuten die Reaktionen von betretenem Schweigen über ungläubiges Gemurmel bis hin zu spontaner Ablehnung: „*Ich* bin definitiv *kein* Alkoholiker, sondern nur zufällig hier gelandet." Ich blieb den gesamten Abend über ruhig, ließ die Worte auf mich wirken.

Als ich am nächsten Morgen im sogenannten Helikopterzimmer pünktlich um halb sieben von einer Pflegerin, die unseren Kölner Singsang mit ihrem rauen polnischen Akzent unterlegte, geweckt wurde und mühsam meine verklebten Augen aufschlug, war der Groschen über Nacht gefallen: JA, ich war ein gottverdammter Alkoholiker! Sonst würde ich jetzt nicht hier in der Suchtklinik zittrig auf meine Morgenration Pillen warten.

Mein Blutdruck, der auf der Intensivstation noch Achterbahn gefahren war, hatte sich mittlerweile wieder halbwegs im Normalbereich eingependelt, die Tabletten wirkten, ich zog mich in den Aufenthaltsraum zurück und dachte nach. Ich trank seit meinem 15. Lebensjahr. Seitdem waren knapp drei Jahrzehnte ins Land gezogen. Ich trank regelmäßig, mal mehr, mal weniger, die letzten Monate ständig weit oberhalb jeglicher tolerierbarer Limits. Meine

Tagesration bestand kurz vor Einlieferung in die Klinik in zwei Pullen Wodka und einem halben Kasten Bier.

Im Laufe der Jahre hatte ich Trinkmuster entwickelt: kein Bier vor Einbruch der Dämmerung, kein Schnaps an den Werktagen, auf Partys und Betriebsfeiern nicht auffallen, aber mich früh verabschieden, der Nachttankstelle einen Besuch abstatten, mich dort mit Nachschub eindecken, um im Anschluss allein und unbeobachtet zu Hause auf meinen Pegel zu kommen. Zwischendurch legte ich kurze Trinkpausen ein, beglückwünschte mich selbst, wenn ich es – zumeist mehr schlecht als recht – geschafft hatte, ein oder gar zwei Wochen nichts zu konsumieren, bloß um direkt danach wieder munter dort weiterzumachen, wo ich 14 Tage zuvor zitternd gestoppt hatte.

Es wurde zwar viele Jahre lang nicht schlimmer, jedoch auch nie besser mit meinen Trinkgewohnheiten. Ich nutzte den Stoff weiterhin wie in meiner Studentenzeit überwiegend, um bestimmte Wirkungen zu erzielen, und kaum zum Genuss. Die Anlässe, um sich volllaufen zu lassen, verschieben sich mit zunehmendem Alter: Als Jugendlicher hat man normalerweise wenig Ärger mit Inkassobüros, Gerichtsvollziehern, einer Ehe, die aus den Fugen zu geraten droht. Aber letztlich ist es dem Alkohol egal, weshalb Sie ständig zu viel von ihm in sich reinkippen. Der negative Effekt auf Physis und geistigen Zustand bleibt immer derselbe. All das ging mir an diesem Morgen auf dem Flur der Suchtklinik, wo ich auf meine Benzos wartete, durch den Kopf.

Der einzig logische Schluss – einen zweiten gab es leider in diesem Moment nicht mehr – lautete deshalb: JA, ich war ein gottverdammter Alki! Der Punkt, an dem eine Umkehr eventuell noch möglich gewesen wäre, lag lange zurück. Von Stund' an hieß es: Hör auf mit dem selbstzerstörerischen Wahnsinn oder sauf weiter und schlaf demnächst auf einer Parkbank oder unter den Kölner Brücken.

Komischerweise fühlte ich mich in der Minute des Aha-Erlebnisses nicht frustriert, sondern spürte ein Gefühl der Erleichterung. Endlich stand die Diagnose fest. Die Zeit des Vertuschens, Kleinredens und Beschönigens gehörte der Vergangenheit an. Von nun an konnte es nur noch aufwärts gehen. Dachte ich damals. Es wurde zwar im Anschluss vier Jahre lang noch schlimmer, denn die Erkenntnis, dass man ein Süchtiger ist, ist nicht gleichbedeutend mit der Lösung des Problems. Wenn es so einfach wäre, läge die Rückfallquote nicht so hoch und gäbe es deutlich mehr trockene Alkoholiker.

Allerdings sind sämtliche nachfolgenden Schritte von vornherein vergeblich, solange sich der Betroffene seine irreversible Abhängigkeit nicht eingesteht. Wenn Ihnen ein Säufer, der mit dem Kopf auf der Tischplatte in einer Weinpfütze liegt, erklärt: „Ich trinke hin und wieder ein Tröpfchen. Aber nur am Wochenende" und Sie ihm antworten: „Heute ist Dienstag", woraufhin er entgegnet: „Es mag zwar Dienstag sein, aber ich habe meine Gründe, weshalb ich es ausnahmsweise heute auch mal tue. Und nun hör bitte auf mit der nervigen Fragerei und verrat mir lieber, wo du den Soave versteckt hast", dann lassen Sie es gut sein. Jedes weitere Wort ist unnütz verschwendete Lebenszeit.

ZIEL 1

Begreifen, dass ohne Selbsterkenntnis keine Genesung möglich ist.

2. Entgiften, aber richtig

Vor der schrittweisen Genesung wird bei vielen Alkoholikern erst mal ein qualifizierter Entzug notwendig: in einer Klinik das Gift aus Körper und Geist rausschwitzen, um endlich wieder halbwegs klar denken zu können.

Wer hatte ihn noch nicht: einen Kater oder gar Megakater? Kater klingt niedlich. Woher der Euphemismus ursprünglich stammt, weiß heute niemand mehr so ganz genau. Eventuell ist es eine Verballhornung des Katarrhs, was wörtlich „Herunterfließen" bedeutet. Und heruntergeflossen ist der Alkohol ja reichlich am Abend zuvor, wenn man am Morgen danach mit einem formidablen Brummschädel aufwacht.

Folgende Symptome begleiten den Katzenjammer: Durchfall, Appetitlosigkeit, Zittern, Müdigkeit, Kopfschmerzen, schlechter Allgemeinzustand. Die müssen nicht alle gleichzeitig auftreten. Beispielsweise kann ich mich an keinen einzigen Durchfall während meiner langen Trinkerkarriere erinnern. Die anderen fünf Anzeichen kenne ich jedoch nur allzu gut. Der Kater – in der Sprache der Mediziner als Veisalgia bezeichnet – beruht auf nichts anderem als einer vorübergehenden Intoxikation, also einer Vergiftung, die man sich durch den Genuss von überreichlich Bier, Wein, Sekt, Wodka und klebrigen Cocktails selbstverschuldet zugezogen hat.

Und da es beim Aufwachen im Kopf ganz fürchterlich dröhnt, die Glieder schwer wie Blei sind, der Mageninhalt immer wieder nach oben in Richtung Rachenausgang drückt und Schmerzen und Mattigkeit gar nicht mehr vergehen wollen, haben unsere Vorfahren ein paar interessante Hausmittel erfunden, die Linderung verschaffen sollen. In Russland trinkt man das Wasser von eingelegten Gurken. Auf Island wird ein enthaarter Schafskopf eingekocht, und die vom Kater Befallenen schlürfen den kalten Sud. In der Bretagne schwört man auf ein Glas Meerwasser in Kombination mit einer Scheibe trocken Brot. Die Georgier servieren Lammfleisch, das mit Estragon gewürzt ist, zusammen mit Kartoffeln und Mirabellen. In Italien mixte mir mal ein Kellner Zitronensaft in einen doppelten Espresso und sagte: „Trink das gegen deine Kopfschmerzen. Geheimrezept meiner Großmutter.“ Es funktionierte.

Österreicher und Briten vertrauen bei Katzenjammer eher auf den Stoff, von dem ihre Malaise herrührt, und zischen am Morgen danach ein, zwei Konterbiere, bis der Schmerz endlich nachlässt und sich Körper und Geist langsam wieder ins Gleichgewicht bewegen. Ich persönlich hätte alles oben Genannte ausprobiert, um meine Übelkeit zu bekämpfen. Mit Ausnahme des gekochten Lammfleischs mit Mirabellen. Beim bloßen Gedanken an feste Nahrung wäre mir damals kotzübel geworden. Aber das Wasser saurer Gurken und der Sud eines Schafskopfes: Warum nicht?

Nun ist aber ein Kater, auch falls es sich um einen Megakater handelt, nicht dasselbe wie die Erscheinungen, die den Vollprofi plagen, wenn er morgens die Augen aufschlägt. Wiewohl der Übergang natürlich fließend ist. An welchen Symptomen leidet der Alkoholiker, sobald der Spiegel unter seinen Wohlfühlpegel absinkt? Ich berichte mal wieder von mir. Als Erstes wäre das Zittern der Hände zu nennen – im Fachjargon Tremor genannt –, das überhaupt nicht mehr aufhören will. Die Glieder sind bleischwer, der Körper ist matt und fühlt sich an, als sei man nachts unter eine Dampfwalze geraten. Unter der Schädeldecke rumort es, zehntausend Ideensplitter fliegen unsortiert hin und her. Der Herzschlag oszilliert munter zwischen 100 und 200, Schweiß bricht aus, Hemd und Hose kleben am

Körper, beim Aufstehen hat man das Gefühl, gleich ohnmächtig zu werden.

Das Einzige, was einen in diesen elenden Minuten beschäftigt, ist der Gedanke: Habe ich noch Alkohol im Kühlschrank oder muss ich auf wackligen Beinen raus zum Supermarkt, um Nachschub zu besorgen? Nichts anderes ist in diesem Moment von Belang. Erst wenn – zumeist unter Würgen und Schluckbeschwerden – ein kleiner Aufwach-Jägermeister runtergestürzt ist und vom Magen ausgehend winzige warme Wellen die Blutbahn durchströmen, beruhigen sich die vorher komplett aus dem Rhythmus geratenen Körperfunktionen. Ein Glas Wodka und zwei Dosen Bier später gelingt es dem Trinker endlich, den ersten klaren Gedanken des Tages zu fassen.

Jeder, der ein Alkoholproblem hat, kennt diesen miserablen Zustand. Als Heilmittel gegen die Folgen von zu viel Alkohol wird neuer Alkohol eingesetzt. Das Monster ernährt sich aus sich selbst heraus. Eine ständig exzessiver werdende Betäubungsorgie, an deren Ende Krankenhaus und Friedhof auf den Säufer warten.

Entgiften: nur in der Klinik!

Wer sich auf dieser Stufe der Alkoholleiter befindet, also sämtliche Fragen des Jellinek-Fragebogens (siehe Seite 181) mit „Ja" beantworten müsste, falls er überhaupt noch fähig ist, die Fragen zu verstehen, kommt selbstständig nicht mehr aus dem Dauerrauschzustand raus. Da helfen auch keine Saure-Gurken-Wässerchen und eingelegten Schafsköpfe mehr. Ein Konterbier schafft Erholung nur für ein paar Minuten, dann muss schon das nächste Bier nachgeschüttet werden. Den Patienten bringen jetzt nur noch eine Pulle Schnaps oder die Einweisung in einen klinischen Entzug wieder auf die Beine. Manche unverbesserlichen Optimisten verbreiten gerne die Mär vom Runtertrinken. Das klappt aber nur einmal bei einer Million Versuche. Alkoholiker trinken sich in 99,99 % der Fälle immer weiter nach oben, so gut wie nie nach unten.

Nach tagelangem Vollrausch spricht man nicht mehr von einem Kater, den es bei runtergelassenen Jalousien auszukurieren gilt, sondern von einem veritablen Entzug. Dessen Symptome stehen zwei Absätze weiter oben – falls schon vergessen, bitte zurückblättern –, erschwerend hinzu tritt häufig eine depressive Stimmung: Die Welt ist abgrundtief böse, und am schlechtesten wird sowieso seit Jahren einem selbst mitgespielt, innere Unruhe, Desorientiertheit, Welchen Wochentag haben wir heute?, Wo befinde ich mich im Augenblick?, Angstattacken.

Der seit drei Wochen durchsaufende Henning hat sich seit 14 Tagen nicht mehr rasiert und geduscht und die Kleidung nicht gewechselt und sieht entsprechend verwildert aus. Der Geruch, der ihm entströmt, erinnert an eine mit Tierkadavern befüllte Biotonne im Hochsommer. Hört sich übel an, sagen Sie? Es *ist* übel, antworte ich. Aber es kann, wenn es richtig böse kommt, auch in Halluzinationen und epileptischen Krampfanfällen enden.

Ich selbst kann zwar nur von Spinnen berichten, die mein Klinikzimmer nachts überfluteten und über die Bettdecke krabbelten, von wo ich sie stundenlang wegzuscheuchen versuchte. Aber mir erzählte ein polnischer Trucker, der von der Polizei mit 4,0 Promille Schlangenlinien auf der A3 fahrend einkassiert und zur Ausnüchterung in die geschlossene Abteilung verfrachtet worden war, sehr glaubhaft im Raucherraum, dass er einige Tage zuvor auf dem Sofa in seinem Wohnzimmer saß, als auf einmal die Wand hinter ihm zusammenbrach, zwei Ninjakrieger hineinstürzten, sich links und rechts neben ihm aufbauten und ihn zwangen niederzuknien, damit sie ihn köpfen konnten. Ihm sei es gelungen, aus der Wohnung zu entkommen, sich ans Steuer seines Dreißigtonners zu schwingen und Richtung Autobahn zu brettern. Nur weg von den Ninjas und der drohenden Exekution. „Den Rest der Geschichte kennst du", endete er. „Das hast du echt gesehen?", fragte ich. „Ja, wenn ich es dir doch sage. Ich schwör's bei allem, was mir heilig ist."

Auch wenn die Story leicht übertrieben klingen mag, so können die alkoholbedingten Halluzinationen – im Klinikjargon „Hallus" genannt – doch heftig sein. Ich war oft Zeuge von ausgewachsenen Männern, die im elenden Zustand des Entzugs plötzlich anfingen, ihre Mütter um Beistand anzuwimmern. Mütter, die gar nicht anwesend oder manchmal sogar schon lange verstorben waren. Weit vorne lag ein Patient, der zwei Stunden lang mit seiner Freundin telefonierte und ihr minutiös davon berichtete, was er im Augenblick auf dem Flur der Geschlossenen – wo man ihn zwecks Ausnüchterung erst mal zwischengeparkt hatte – erlebte. Er wirkte völlig klar und schien mir ein ausgezeichneter Beobachter zu sein. Bis mich mein langjähriger Entgiftungskumpel Jupp aufforderte, etwas näher an den jungen Mann heranzugehen. „Er spricht in seine Hand", sagte ich. „Ja, er spricht in seine Hand", sagte Jupp, „Und glaubt, die sei ein Telefon." – „Sachen gibt's", sagte ich. Dann sagten wir beide nichts mehr und warteten schweigend aufs Abendessen.

Wer sich in solchen Sphären bewegt, sollte nicht mehr kalt – also zu Hause, ohne ärztliche Hilfe – entziehen, sondern dies in einer Klinik tun. Die zweite Variante wird wenig originell als warmer Entzug oder etwas fachmännischer als medikamentös gelinderte Entgiftung unter ärztlicher Aufsicht bezeichnet. In der Klinik – das kann die Innere Abteilung eines somatischen Krankenhauses oder die geschlossene Station einer Psychiatrie sein – wird der Alki erst mal von 3,0 runter auf 1,0 oder 0,5 Promille gefahren, bevor die ersten Pillen verabreicht werden. Die Stunden, die zwischen 3,0 und 0,5 vergehen, ziehen sich wie Kaugummi. Sie sind nahezu mörderisch. Nur zu ertragen, indem man den Flur 500-mal rauf und runter wandert, dabei zwei Kästen Mineralwasser leer trinkt, sich daran erinnert, dass man diese Prozedur schon zig Mal er- und überlebt hat und im Abstand von 30 Minuten an die Tür des Glaskastens (die rundum verglaste Apotheke der Station: im Patientenjargon deshalb „Aquarium“ genannt) klopft, um den aktuellen Alkoholspiegel messen zu lassen.

„Was, immer noch 1,5? Das kann unmöglich sein.“ – „Kommen Sie in zwei Stunden wieder, dann müssten Sie es geschafft haben.“ – „*Zwei* Stunden, nicht Ihr Ernst?“ – „Doch, mein Ernst.“ So und ähnlich laufen die Dialoge zwischen dem sein Leben verfluchenden Säufer und dem Klinikpersonal in den Stunden des Runterkochens und Auf-dem-Flur-Rumtigerns ab, bis endlich die magische Schwelle – die von Klinik zu Klinik variiert – erreicht ist, an der man die erste Tablettenration erhält. Wärme durchflutet plötzlich Magen und Gliedmaßen, der zapplige, hyperaktive Körper beruhigt sich, eine angenehme Müdigkeit stellt sich ein, Zittern und Schmerzen hören auf.

Turbo-Entzüge: teuer und Wirkung ungewiss

Neben dem klassischen Entgiftungsweg „Schluckspecht begibt sich für zehn bis 14 Tage in eine Klinik, wo man ihn mittels Beruhigungspillen – und bei vollem Bewusstsein – langsam wieder in den Normalzustand versetzt“ existieren Turbo-Entzüge, bei denen der Patient in einen künstlichen Tiefschlaf versetzt und binnen 12 bis 24 Stunden unter Zuhilfenahme streng geheim gehaltener Zauberelixiere komplett durchgespült und gereinigt wird. Derselbe Schnelldurchlauf – dauert allerdings ein bisschen länger – wird ebenfalls für Opiatabhängige angeboten und nennt sich UROD (*ultra rapid opiate detoxification*). Ob hierbei dieselben Ergebnisse wie bei der herkömmlichen Methode erzielt werden, kann ich nicht sagen. Ich kenne das nur von Erzählungen aus dem Raucherraum.

Als Formel kann man sich merken: je schneller, desto teurer. Weshalb man die Turbo-Sachen auch in Privatkliniken absolviert, während sie bei den öffentlichen Betreibern nicht auf dem Programm stehen. Hier müssen weiterhin Pillen geschluckt und ein paar Tage lang gezittert werden, bis der elende Tremor endlich aufhört und man sein Frühstückstablett unfallfrei von der Ausgabestelle bis zum Tisch balancieren kann.

Als Entzugsmedikamente werden von den Aufnahmeärzten zumeist verschrieben: Distraneurin/Clomethiazol (ein starkes Sedativum) oder Benzodiazepine (Rivotril, Diazepam). Da diese Pillen nicht nur schmerzfrei und glücklich, sondern ebenfalls schnell abhängig machen, müssen sie im Beisein der Pfleger eingeworfen werden. Um Schwarzmarkthandel mit dem Stoff auf dem Klinikflur zu unterbinden, werden stichprobenartige Zungenkontrollen durchgeführt. Wobei die erfahrenen Benzo-Dealer es trotzdem schaffen, die Pillen in einer Zahnlücke zu verbergen und im Raucherzimmer wieder auszuhusten. Die Tauschwährung lautet dann: „Ich geb dir ein Distra, wenn ich dreimal deinen Nachtisch bekomme.“ Zusätzlich zu den Beruhigungspillen werden dem entgiftenden Alkoholiker Elektrolytlösungen, Magnesium, Vitamin B und – falls der Herzschlag völlig aus dem Rhythmus geraten ist – Betablocker verabreicht.

Die Pillenzuteilung erfolgt retrograd degressiv, im Fachjargon: Sie wird runterdosiert. Gestartet wird mit einer hohen Tagesdosis, beispielsweise 20 Stück. Alle zwei Stunden gibt's zwei Pillen, man wird dafür sogar mitten in der Nacht geweckt. Jeden Tag wird sie um zwei reduziert. Wer rechnen kann, kommt in unserem Beispiel auf zehn Tage, bis der sogenannte Nulltag erreicht ist.

Wiederum 24 Stunden später bekommt der trockengelegte und körperlich wieder halbwegs hergestellte Säufer seinen Entlassungsbrief in die Hand gedrückt. Die alten Hasen erkennt man daran, dass sie den Umschlag ungeöffnet in die nächste Mülltonne kloppen. „Steht eh immer dasselbe drin", erklärte mir Jupp, als ich ihn das zum ersten Mal tun sah. Die hoffnungslosen Hasen kann man vom Fenster aus dabei beobachten, wie sie sich fünf Minuten danach beim der Klinik gegenüberliegenden Kiosk mit Alkoholvorräten für den ersten Tag in Freiheit eindecken, bevor sie sieben Tage später erneut im Helikopterzimmer ausnüchtern.

Vor dem klinischen Entzug haben viele einen Heidenbammel. Völlig zu Unrecht. Denn hin und wieder eine stationäre Entgiftung zu absolvieren ist definitiv vernünftiger, als sich zu Hause auf dem Sofa hemmungslos zu Tode zu saufen. Bis auf die oben geschilderten Stunden des Runterkochens – also an die Promillegrenze zu gelangen, bei der die erste Ration Distra eingeworfen werden darf – ist alles andere, was nun folgt, ein Kindergeburtstag im Vergleich zum komatösen Zustand, in dem man sich zuvor tagelang befunden hat.

ZIEL 2

Akzeptieren, dass ohne professionellen Entzug nichts mehr geht und ein zweiwöchiger Aufenthalt in einer Klinik vernünftiger ist, als sich zu Hause langsam zu Tode zu trinken.

3. Therapie – ohne wird es schwieriger

In der Reha wird dem ausstiegswilligen Trinker das Handwerkszeug gereicht, das er von nun an benötigt, um bis zum Lebensende erfolgreich an seinem Abstinenzentschluss feilen zu können. Wer in der Gruppentherapie gut zuhört, lernt hier eine Menge. Und sogar die Ergo kann manchmal Spaß machen.

„Ohne Therapie geht es nicht. Nur eine Entgiftung bringt überhaupt nichts." Diesen Satz werden Sie als (eventuell) ausstiegswilliger Trinker oft zu hören bekommen. Wie das mit solchen Weisheiten so ist: Zu 80 % stimmen sie, das restliche Fünftel ist Ansichtssache. Ich kenne Alkoholiker, denen der Ausstieg ohne Therapie gelungen ist, und ich kenne Säufer, die es trotz eines halben Dutzends Reha-Versuchen nicht geschafft haben. Und es gibt natürlich noch die dritte Gruppe, die den medizinisch-korrekten Weg Entgiftung – Therapie – Selbsthilfegruppe beschreitet und so in die (hoffentlich) glückliche Abstinenz findet.

Allerdings ist es schon sinnvoll – falls einem die Gnade der plötzlichen Spontanheilung nicht zuteil wird (von Fachleuten auch als „Autoremission" bezeichnet) –, sich noch aus dem stationären Entzug heraus um einen Platz in einer auf Suchtfragen spezialisierten Reha-Einrichtung zu bewerben. Von diesen Sanatorien gibt es in Deutschland ca. 180, die kreuz und quer über die Republik verteilt an landschaftlich oft reizvollen Plätzen gelegen sind. Wer den „Zauberberg" von Thomas Mann gelesen hat, weiß, wie es in einem Sanatorium zugeht: Suite mit Panoramablick, parkähnliche Anlage mit Neun-Loch-Golfparcours, für jeden Gast eine eigene Krankenschwester, abends abwechselnd Theateraufführung und Kammerkonzert und natürlich attraktive Kurschatten en masse.

Das steht so gar nicht im Zauberberg drin, sagen Sie? Kann sein, antworte ich, ist schon lange her, dass ich den in der Schule lesen musste. Aber, so wie ich mir für Sie ein Sanatorium vorstelle, wär's ja nicht verkehrt, oder?

Okay, also in einer deutschen auf Sucht spezialisierten Reha-Einrichtung gibt's keinen Neun-Loch-Golfparcours und keine livrierten Kellner, aber dafür geräumige Einzelzimmer mitsamt picobello Badezimmer, frischer Bettwäsche und Handtüchern, opulentes Frühstück, zweimal am Tag Büffet, Fitnessraum, Schwimmbad und manchmal sogar ein kleines Kino. Mancher Trinker, der die letzten Jahre abwechselnd in einem 4-Mann-Zimmer bei der Caritas und in der Geschlossenen verbracht hat, wähnt sich hier im Paradies. Allerdings ein Paradies, in dem in Blickrichtung auf Alkohol die Null-Toleranz-Regel gilt. Wer beim Saufen erwischt wird – und das wird täglich irgendeiner –, muss die Koffer packen. Irgendwie auch nachvollziehbar: Wer trinken will, soll das tun. Aber eben nicht auf Kosten der Rentenversicherung – denn die bezahlt für den Aufenthalt –, sondern aus eigener Tasche.

In der Reha lernt man vier Patiententypen kennen:

1. Diejenigen, die gemäß Auflage oder Beschluss gezwungen sind, an der Maßnahme teilzunehmen.
2. Die Unentschlossenen: „Ich befinde mich zwar in einer Suchtklinik, aber eigentlich habe ich kein Alkoholproblem, sondern leide an Depressionen."
3. Die Verlorenen: Reha stellt einen Lottogewinn dar, um für drei Monate der Trostlosigkeit der Straße zu entkommen.
4. Die Gruppe, die wirklich vom Alkohol weg will und das Programm ernst nimmt.

Ein wichtiges Unterscheidungsmerkmal resultiert aus der Antwort auf die Frage „Hast du aktuell eine Erwerbsbeschäftigung?“ Denn in der Reha treffen diejenigen, die ihren Job noch haben, auf die Fraktion, die schon länger arbeitslos ihre Zeit mit Alkohol und Netflix-Serien totschlägt. Den Zweitgenannten stellen die Reha-Einrichtungen für die Dauer des Aufenthalts Sozialarbeiter und Berufsberater zur Seite. Die kümmern sich unter anderem um die Beantragung von Hartz IV, unterstützen ihre gescheiterte Klientel beim Verfassen von Lebensläufen und Bewerbungsschreiben und helfen auch schon mal, eine neue Wohnung zu finden. Das primäre Ziel der Maßnahme besteht darin, den Trinker wieder ins geregelte Erwerbsleben zu integrieren. Als Ziel erst mal nicht verkehrt. Ob es bei jedem funktioniert, steht auf einem anderen Blatt.

Gruppensitzungen sind ein Muss

Die Aufenthaltsdauer variiert von acht Wochen über drei bis hin zu vier Monaten, in Abhängigkeit von Krankheitsbild, Empfehlungsschreiben des einweisenden Arztes und Tageslaune des bewilligenden Sachbearbeiters. Da es Einzelzimmer und Dreimal-täglich-vier-Sterne-Koch-Essen nicht umsonst gibt, muss der Patient – der hier auch so genannt wird, was manch Übersensiblem nicht gefällt, weshalb ebenfalls die Bezeichnung „Klient“ geläufig ist – ein paar kleine Gegenleistungen erbringen. Die bestehen in: regelmäßiger Teilnahme an der Gruppentherapie (vereinnahmt täglich mehrere Stunden), Einzelsitzungen beim Psychologen (seltener, zumeist einmal pro Woche), Sport (von den einen geliebt, von den anderen gehasst), sowie Ergotherapie (malen, töpfern, Specksteine in die Venus von Milo verwandeln, mit Fingerfarben rumpanschen etc.).

Klingt nach verdammt viel Arbeit, bloß um in einem sauberen Bett zu schlafen, meinen Sie? Alles halb so wild, antworte ich. Bei den Tagebucheinträgen können Sie von Ihren Mitpatienten abschreiben. Beim Sport lassen Sie sich Rücken oder Plattfüße attestieren. Bloß bei der Gruppentherapie versteht die Klinikleitung keinen Spaß. Die ist ein Muss. Und das ist auch nicht verkehrt, denn in den Gruppensitzungen wird dem Problem Ihres exzessiven Saufens penibel auf den Grund gegangen. Beziehungsweise soll dem Problem auf den Grund gegangen werden. Das klappt bei einigen, jedoch nicht bei sämtlichen Teilnehmern.

Nirgendwo wird so viel gelogen und Unsinn erzählt wie in Politik, offenen Ehen und Alkohol-Gruppentherapien. Was man da mitunter an vor Selbstmitleid triefenden Märchen aufgetischt bekommt, weshalb jemand mit dem Saufen angefangen und bis heute nicht geschafft hat, aufs Bremspedal zu treten, erträgt man eigentlich nur mittels Zuführung von Alkohol (der in dieser Einrichtung – wie eben schon geschrieben – streng verboten ist) oder indem man sein Gehirn für zehn Minuten auf ein alternatives Programm ausrichtet.

Es gibt Sitzungen, die sind nur zu überstehen, wenn man sich was Schönes vorstellt. Beispielsweise den Jackpot im Mittwochslotto: sechs Richtige plus Zusatzzahl. Sie haben noch nie Mittwochslotto gespielt? In diesem Fall müssen Sie sich beim langweiligen Sermon Ihres Mitpatienten entweder etwas anderes Schönes zusammenfantasieren oder doch zuhören – auch wenn's manchmal echt schwerfällt.

Dadurch, dass die Therapieeinheiten täglich mehrere Stunden lang stattfinden, sind die Teilnehmer gezwungen, sich – wenn es gut läuft – so weit zu offenbaren, dass sie Stück für Stück die Auslöser ihres selbstmörderischen Verhaltens erkennen und begreifen lernen. Falls es nicht so gut läuft – und bei der Hälfte läuft es erfahrungsgemäß nicht so gut –, bekommen die anderen jeden Tag dieselbe Leier zu hören. Endlose Monologe, bar jeder Einsicht und bar jeglichen Fortschritts. Jetzt kann es zu Zwischenrufen kommen: „Du laberst immer denselben Scheiß“, „Du raffst es echt nicht, oder?“, „Von allen Lügnern auf diesem Planeten bist du der schlimmste.“ Damit Sie nicht plötzlich ebenfalls lospoltern – beherzigen Sie meinen Tipp: Überlegen Sie, wie viele Schulden Sie auf einen Schlag mit Ihrem Millionengewinn begleichen können. Das beruhigt ungemein.

Lassen Sie sich von der falschen Analyse, die gerade in ermüdender Larmoyanz von Ihrem Nachbarn vorgetragen wird, nicht abschrecken. Wenn er zum hundertsten Mal darauf beharrt, dass die Schuld für sein Trinkverhalten bei seiner Mutter, die schon zehn Jahre die Radieschen von unten betrachtet, liegt, dann ist das eben so. Falls eine Patientin die Verantwortung bei ihren Kindern verortet, denn die sind immer so bockig und aufsässig, und davon partout nicht lassen will: okay. Bringt nichts, sich darüber aufzuregen. Sobald Perfektionismus, gescheiterte Beziehung und Depression (der Klassiker) angeführt werden: Switchen Sie gedanklich zum Mittwochsjackpot oder machen Sie sich Notizen für ein Alkohol-Aussteiger-Buch. Die Hälfte der Teilnehmer versteht den Unterschied zwischen Grund und Auslöser eh nicht. Was soll man da jeden Tag aufs Neue über so viel Uneinsichtigkeit verzweifeln?

Hauptsache, *Sie* haben nach der zwanzigsten Therapieeinheit in etwa kapiert, weshalb Sie saufen. Falls nein, dann rate ich dringend dazu, in Nummer 21 endlich mit der Wahrheit rauszurücken oder Ihren Aufenthalt abzubrechen. Ist dann nämlich verschwendete Lebenszeit und verschwendetes Geld der Rentenversicherung.

Gruppentherapie ist nicht Ihre Sache, sagen Sie? Dann werden Sie auch Probleme mit der anschließenden Selbsthilfegruppe haben, antworte ich. Denn Kreuzbund, Anonyme Alkoholiker oder Freundeskreise sind nichts anderes als eine Gruppe, bloß ohne Therapeut. Und wer chronische Hemmungen mit ehrlicher Aussprache in der Gruppe hat, wird es kaum schaffen, dauerhaft vom Alkohol wegzukommen. So viel ist sicher.

Klinik-Romanzen sind von kurzer Dauer

Die Reha-Einrichtungen erfreuen sich bei nicht wenigen Patienten auch deshalb großer Beliebtheit, weil sie nach Parship und Lovescout das weltweit größte Partnerkarussell bieten. Was da geflirtet, angebandelt, nachts von Zimmer zu Zimmer gehuscht wird, hat durchaus Telenovela-Niveau. Einige verwechseln dabei Sex mit Liebe und glauben, in der Klinik den Partner fürs Leben gefunden zu haben. Für mich persönlich ein Irrglaube, denn ein labiler Alki plus ein zweiter labiler Alki ergeben nicht zwingend eine nachhaltige Beziehung. Ich hab' selber so viele Probleme, weshalb soll ich mir nun auch noch zusätzlich die Probleme einer saufenden Partnerin antun, überlegte ich und ließ deshalb die Finger von diesen Angeboten.

Wenngleich es hier keine klare Gesetzmäßigkeit gibt: Bei den einen funktioniert es, bei den anderen hingegen ist die in der Reha geschmiedete Partnerschaft der Freifahrschein für den nächsten Aufenthalt in der Geschlossenen. Ich war damals der festen Überzeugung, dass ich bloß alleine abstinent werden kann, und würde mich mit hoher Wahrscheinlichkeit heute erneut für den Solo-Weg entscheiden. Das ist jedoch reine Geschmacks- und Typsache.

Das Sanatorium stellt eine Käseglocke dar– so bezeichnen Patienten und Therapeuten diesen geschützten Raum –, in der man sich wochenlang in einer Art Semi-Realität aufhält. Es wird 24/7 für einen gesorgt, die böse Außenwelt bleibt großenteils ausgeblendet. Sobald es in der linken Wade zwickt, bekommt man fünf Minuten später vom medizinischen Personal eine Kompresse angelegt. In dieser Umgebung ist es relativ einfach, nicht zu trinken und sich der Illusion hinzugeben, man sei über den Berg.

Dabei hat man mit dem mühsamen Auf-, der in einen dauerhaften Ausstieg münden soll, gerade erst begonnen. Die wahre Steigung wartet nach der Entlassung auf den – in 95 % der Fälle nicht gefestigten – Abstinenzwilligen. Nach drei Monaten Vier-Sterne-Hotel plötzlich wieder alleine in der schimmligen Einzimmerbude, 20 ungeöffnete Einwurfeinschreiben im Briefkasten, morgen ohne Begleitung ins Jobcenter, und die Zähne müssen auch dringend gerichtet werden. Da ist schon so mancher nach 48 Stunden rückfällig geworden.

Die Heimreise in die harte Realität ist ein großer Stolperstein, der auf dem Marsch in die Abstinenz beiseitegeräumt werden muss. Deshalb ist dieser Herausforderung ein separater Abschnitt gewidmet: „Rückkehr in die raue Wirklichkeit“.

„Das hast du alles sehr schön dargestellt, sodass auch ein medizinischer Laie, wie ich es bin, das gut verstehen kann“, sagt meine alte Schulfreundin Vera, die vorbeigekommen ist, um bei mir mal wieder nach dem Rechten zu sehen, und weil sie natürlich neugierig ist, wie viele Seiten ich bisher zu Papier gebracht habe.

„Danke“, antworte ich und will das Manuskript für heute in die Schublade packen.

„Da fehlt aber noch was“, fährt sie fort.

„Da fehlt noch was? Was denn?“

„Du schreibst immer aus deinem Blickwinkel.“

„Aus welchem Blickwinkel soll ich denn sonst schreiben? Natürlich schreibe ich aus *meinem* Blickwinkel.“

„Damit lässt du allerdings eine wichtige Gruppe völlig unter den Tisch fallen. Nämlich diejenigen, die noch einen Job haben und es sich zeitlich nicht leisten können, monatelang in einer Klinik abzuhängen.“

„Stimmt: Solche Typen gibt’s auch“, erwidere ich, „Und das sind nicht unbedingt wenige.“

„Dann schreib auch was darüber und wie man solchen Menschen therapiemäßig helfen kann“, sagt Vera, wirft mir einen aufmunternden Blick zu und ist aus der Tür.

Wenn die Zeit zu knapp für eine stationäre Reha ist

Und deshalb möchte ich auf Veras besonderen Wunsch hin an dieser Stelle einen Exkurs anbringen: Die Entwöhnungstherapie unter besonderer Berücksichtigung der Trinker, die noch einen Job und zu wenig Zeit haben.

Ich erwähnte bereits, dass ein wichtiges Unterscheidungsmerkmal beim Einchecken in die Klinik aus der Beantwortung der Frage: „Haben Sie aktuell eine Erwerbsbeschäftigung?“ resultiert. Diejenigen, die hier „Ja“ ankreuzen können, erhalten die Zimmer mit Panoramablick, dürfen mit VIP-Karte Golfparcours, Tennisplatz und den

Jacuzzi-Whirlpool benutzen und können beim Abendessenbüfett aus einem größeren Angebot wählen.

Das sind allenfalls Mutmaßungen, Herr Autor, meinen Sie? Stimmt, das sind sogar noch weniger als Mutmaßungen. Es handelt sich einzig um Raucherzimmerklatsch. Denn natürlich werden alle Patienten vom Personal strikt gleich behandelt. Bei Menschen, die noch im Berufsleben stehen, entfallen jedoch Kurse wie „Bewerbungen schreiben leicht gemacht", Unterstützung beim Ausfüllen der ALG-II-Formulare und periodische Telefonate mit dem Betreuer oder Bewährungshelfer.

Der prozentuale Anteil der (Noch-)Berufstätigen in den Reha-Häusern ist gar nicht klein. Aus meiner Erinnerung heraus ging jeder Zweite in unserer Gruppe einer geregelten Erwerbsarbeit nach. Die variierte vom Lageristen über den Altenpfleger bis hin zum Versicherungsprokurist, aber geregelte Erwerbsarbeit ist erst mal geregelte Erwerbsarbeit. Ich wiederum hangelte mich in dieser Zeit von Aushilfsjob zu Aushilfsjob. Während andere bereits seit Jahren von der Jobcenter-Stütze lebten.

Auch wenn der Anteil der Berufstätigen-Fraktion in den Therapieeinrichtungen bei grob geschätzt 50 % liegt, darf man keinesfalls aus den Augen verlieren, dass die weitaus größere Zahl der Büro-Trinker

- das Outing gegenüber dem Chef scheut,
- sich dem (Irr-)Glauben hingibt, die Firma könne ihre dreimonatige krankheitsbedingte Abwesenheit nicht überstehen, ohne tief in die roten Zahlen zu rutschen, und
- deshalb lieber still und heimlich weitersäuft.

Zum stillen und heimlichen Saufen im Büro hatte ich im Abschnitt „Krankheitseinsicht" folgende Beschreibung des Kollegen Meier-

Doornkaat gegeben: „Morgens rotgesichtig, häufig krank, Sport nur im Fernsehen, bloß nicht aktiv, schnell reizbar, zwischendurch am Schreibtisch kurz einnickend, abends bei der Happy Hour jedoch dazu neigend, Ihnen die gesamte melodramatische Lebensgeschichte von Kindheit über Jugend und Studium bis hin zum gestrigen Ehedrama zu erzählen." Diese Typologisierung ist etliche Seiten später natürlich immer noch gültig, soll hier aber noch ergänzt werden: Meier-Doornkaat gibt sich nicht nur der Illusion hin, seine Trinkerei würde niemand auffallen, sondern er hat zudem einen Heidenbammel davor, seinem Boss, dem Mandelmilch-Veganer, freiwilligen Abstinenzler und fünfmal im Jahr einen Marathon unter vier Stunden laufenden Abteilungsleiter Tofuberger reinen Wein einzuschenken. Meier-Doornkaat fürchtet sich dabei vor zweierlei:

Zum einen erfüllt ihn die Sorge, der Einzige in der Firma mit diesem Problem zu sein, niemand wird ihn deshalb verstehen. Er ist der einsamste Mensch in der Exportabteilung, im Unternehmen, ja auf dem gesamten Planeten. Zum anderen ist da das Outing als solches: Angst davor, sich wehrlos aus der Untergebenenposition heraus eine lange Gardinenpredigt anhören zu müssen. Angst, in der Folge seines Geständnisses den Respekt der Kollegen einzubüßen. Angst, seinen Job zu verlieren. Wie überhaupt das Leben der berufstätigen Alkoholikern von vielen diffusen Ängsten – von denen die Offenlegung ihres Treibens die größte ist – bestimmt wird, weshalb schon Wilhelm Buschs fromme Helene zu berichten wusste: „Es ist ein Brauch von alters her: Wer Sorgen hat, hat auch Likör!" Nur, dass Meier-Doornkaat ehrlichen Wodka und klaren Doppelkorn dem klebrigen Likör vorzieht, den er aber in der Not natürlich auch runterkippen würde.

Was Exportsachbearbeiter Meier-Doornkaat nicht weiß: Tofuberger hat einen alkoholkranken Vater, der mittlerweile dement in der geschlossenen Station eines Seniorenstifts vor sich hin dämmert, ist aufgrund dieses familiären Hintergrunds freiwilliger Abstinenzler geworden und hat sich geschworen, dem Alkoholmissbrauch in seiner Abteilung den nassen Nährboden zu entziehen. An einem Dienstagnachmittag im November, als Meier-Doornkaat mal wieder kurz am Schreibtisch eingenickt ist und laut Auskunft der Kollegin Blumenschön ganz furchtbar säuerlich riecht, so ähnlich wie Weinbrandkotze, zitiert Tofuberger den völlig verdatterten, rotgesichtigen und mit beiden Händen stark zitternden Exportsachbearbeiter in sein Büro und kommt dort ohne Umschweife zum Thema:

„Meier-Doornkaat, Sie trinken heimlich, und die ganze Firma weiß das. Leugnen ist zwecklos. Also lassen Sie es besser bleiben und helfen stattdessen lieber mit, dass wir eine schnelle und vernünftige Lösung finden. So wie jetzt kann es auf gar keinen Fall weitergehen." Am Ende der zweistündigen Unterhaltung, die zum Erstaunen Meier-Doornkaats überaus friedlich verlief, stehen folgende Etappenziele:

- Untersuchung morgen beim Betriebsarzt
- Vereinbarung eines Termins bei einer Suchtberatungsstelle
- Überweisung in eine Suchtklinik zur Entgiftung
- Bewerbung von dort aus für einen Platz in einer Langzeittherapie

Meier-Doornkaat ist erleichtert, dass es endlich raus ist und er nicht mehr Versteck zu spielen braucht. Im Nachhinein wundert er sich, dass die heimliche Sauferei auf der Toilette so lange unentdeckt blieb. Was gar nicht der Fall war. Jeder wusste, dass Meier-Doornkaat heimlich auf dem Klo trinkt. Nur hatte sich bisher niemand getraut, ihm das offen ins Gesicht zu sagen. Nun war die Katze endlich aus dem Sack und ein Hoffnungsschimmer blinkte am Horizont auf.

Ambulante Therapie: Für wen und wofür?

„Kannst du dich noch an Dieter erinnern?“, fragt mich Vera tags darauf am Telefon.

„Klar kann ich mich noch an Dieter erinnern.“

„Dem hattest du ja ebenfalls geraten, sich zu outen, weil es die Spatzen sowieso von den Dächern pfiffen, dass er nie unter 1,5 Promille ins Büro ging.“

„Hat er doch auch getan, oder?“, frage ich.

„Ja, hat er. Allerdings hat er im Anschluss keine Langzeit-Reha besucht, sondern es ambulant gemacht. Was hältst du davon?“

„Ambulant ist besser als nichts“, sage ich.

„Dann schreib darüber auch noch was“, sagt Vera und legt auf.

Die ambulante Therapie ist dadurch definiert, dass sie ambulant ist. Das ist ein mäßig witziger Kalauer, sagen Sie? Stimmt. Okay, ich gebe mir mehr Mühe mit dieser Sonderform der Entwöhnung.

Ambulante Reha:

- Findet ein- bis zweimal pro Woche statt, zumeist in den späten Nachmittags-/Abendstunden.
- Man besucht die Kurse jedes Mal aufs Neue. Soll heißen, man ist nicht stationär untergebracht, sondern geht im Anschluss an die Gruppen- oder Einzelsitzung wieder nach Hause. Heimschläfer nannte man solche Glücklichen früher bei der Bundeswehr.
- Die Teilnehmer können tagsüber ungestört ihrem Beruf nachgehen.
- Dafür dauert das Ganze recht lange: zwischen zwölf und 18 Monaten.
- Alkoholkontrollen sind natürlich auch hier üblich.

Die Stärke dieser Therapie-Sonderform, den Alkoholiker in seinem gewohnten Umfeld belassen, ist gleichzeitig auch ihre Schwäche. Denn nicht jeder Kandidat ist dafür geeignet. Man muss einige Voraussetzungen mitbringen, um ein bis anderthalb Jahre lang zweimal pro Woche an mehrstündigen abendlichen Gruppensitzungen teilzunehmen:

- Geregeltes Umfeld: Job und Wohnung sind noch vorhanden.
- Die Familie sollte mitspielen.
- Der Abstinenzwunsch muss groß sein und vom Betroffenen selbst kommen.
- Das Vertrauen von Tofuberger und Blumenschön in diese langwierige Variante der Entwöhnung und dass sie bei Meier-Doornkaat anschlägt, ist gegeben.
- Meier-Doornkaat ist (dauerhaft) stabil genug, sich auf dem Rückweg nicht aus Frust darüber, dass die Psychologin heute nicht nett genug zu ihm war, am Bahnhofskiosk einen Flachmann zu genehmigen.

Sobald einer dieser fünf Punkte nicht erfüllt wird, sollte von der Idee, sich ambulant therapieren zu lassen, tunlichst abgesehen werden. Der Anteil Freigänger ist deshalb kleindimensioniert. Das Zahlenverhältnis beträgt 8 000 Heimschläfer zu 50 000 kasernierten Patienten pro Jahr.

Bahnhofskioske sind supergefährlich

Der gefährlichste Fallstrick für die Ambulanten ist dabei der Bahnhofskiosk. Gemäß der Trinkerlogik: Wenn ich um 22 Uhr 0,2 Liter Wodka trinke, acht Stunden schlafe und erst um 18 Uhr am nächsten Tag einen Alkoholtest absolvieren muss, bin ich wieder auf 0,0 Promille runter und niemand merkt was davon. Und wenn ich eine Woche später zwei Flachmänner auf der Rückfahrt in mich reinkippe, schnallt das auch keiner von den Aufpassern. Und die drei Dosen Bier am Arbeitsplatz sind bis 18 Uhr auch wieder rausgeschwitzt.

Und so weiter und so Flachmann, bis Meier-Doornkaat in Monat 2 der (Falsch-)Rechnerei am Büroschreibtisch seinen Rausch ausschläft, dort von Kollegin Blumenschön entdeckt und beim Chef verpetzt wird und eine Stunde später von Tofuberger die fristlose Kündigung in die zittrige Hand gedrückt bekommt. Woraufhin der sich völlig ungerecht behandelt fühlende Ex-Exportsachbearbeiter am Bahnhofskiosk richtig zuschlägt, in der S-Bahn zusammensackt und am Tag darauf in der Intensivstation des St.-Agatha-Hospitals schmerzgeplagt erwacht, von wo aus er in den stationären Entzug überführt wird. Dort erzählt er dann im Raucherzimmer die traurige Geschichte vom verlorenen Job, der Ehefrau, die ihn verlassen will und der ambulanten Reha, die eh nichts bringt.

Diese Art der Prognose existiert bloß in Ihrer Fantasie, Herr Autor, wenden Sie ein? Wer kommt denn schon auf die Idee, die Stunden bis zum Erreichen der Null-Promille-Marke zu berechnen? *Alle* Trinker, die nicht stabil sind und deren Abstinenzwunsch nicht absolut ist, werden auf diese Idee kommen, antworte ich. Und wenn sie nicht von selbst auf diese Idee kommen, lernen sie es in den Raucherzimmern der Suchtkliniken. Säufer sind notorische Trickser und Mimikry-Spezialisten. Nur tricksen sie sich am Ende oft selbst aus.

Sie denken immer so negativ, Herr Hirsch, sagen Sie. Nein, tue ich nicht, antworte ich. Ich denke in Blickrichtung auf Alkoholiker bloß realistisch. Ich kenne genug Säufer – mich eingeschlossen –, die sich nach einer ambulanten Therapiestunde erst mal einen kleinen (manchmal auch größeren) Schluck an der nächsten Tankstelle genehmigt haben. Und dabei ständig kalkulierten: Bis wann ist der Alkohol wieder abgebaut, sodass ich gefahrlos ins Testgerät reinpusten kann?

Zu dieser Thematik gibt es endlose Diskussionen in den Kliniken: „Bist du eher der 0,2- oder der 0,3-Promille-Runterkomm-Typ?“ Natürlich auf die Zeiteinheit eine Stunde bezogen. „Trink zwischendurch Kaffee und Wasser, iss was besonders Fettiges“ etc. Und am Ende ist all diese Rechenkunst vergebens, weil der Trinker am Bahnhofskiosk plötzlich großen Durst bekommt, auf Gott, die Therapeuten und die Kalkulation pfeift, am Morgen danach im Krankenhaus oder der Ausnüchterungszelle die Augen aufschlägt, und der ganze Wahnsinn beginnt von vorn.

Wenn wir aber unterstellen, Meier-Doornkaat besitzt ein geregeltes Umfeld, die Firmenleitung vertraut ihm und hält ihn in der Exportabteilung für unabkömmlich, und er ist von dem aufrichtigen Wunsch beseelt, trocken zu werden, dann kann die ambulante Therapie denselben Nutzen stiften wie die stationäre Variante.

Veras Bekannter Dieter, dem ich vor drei Jahren zum offenen Gespräch mit seinem Chef geraten hatte, hat die ambulante Reha erfolgreich absolviert, arbeitet nach wie vor in derselben Firma und wurde zwischenzeitlich sogar zum Vize-Abteilungsleiter befördert. Er wollte aber auch wirklich trocken werden und wäre dafür sogar in die Hölle hinabgestiegen. Solchen Aspiranten fällt die ambulante Variante leichter als den vom Betriebsarzt in die Therapie gedrängten Wackelkandidaten.

Trocken wird man für sich selbst, nicht für andere

Der Wunsch, fürderhin trocken zu leben, muss im Trinker selbst entstehen. So lange Meier-Doornkaat das Gefühl hat, er tut es nur, um Betriebsarzt und Tofuberger zufriedenzustellen und in der Konsequenz seinen Job zu behalten, ist die Gefahr des Scheiterns groß. Wobei es dann egal ist, ob man Meier-Doornkaat in die ambulante oder stationäre Reha schickt. Er wird mit einer gewissen Wahrscheinlichkeit früher (Bahnhofskiosk) oder später (die Firmenleitung versetzt ihn nach seiner Rückkehr in eine andere Abteilung, wo es ihm nicht gefällt) wieder zur Flasche greifen.

Für den vom aufrichtigen Abstinenzwunsch beseelten Meier-Doornkaat liegen die Vorteile der ambulanten Entwöhnung klar auf der Hand. Er

- muss sein gewohntes Umfeld nicht verlassen,
- kann tagsüber weiterhin Konnossemente in der Exportabteilung ausfüllen,
- gewöhnt sich schneller an den suchtmittelfreien Alltag als die polytoxe Kollegin Lore Zepam, die wegen ihres chronischen Tabletten- und Rotkäppchen-Piccolo-Missbrauchs, der kurz nach Meier-Doornkaats Outing aufflog, hundert Kilometer entfernt ein stationäres Programm durchläuft.

Zum Schluss dieses Abschnitts halten wir fest: Der Besuch einer Reha-Maßnahme – gleich ob stationär oder ambulant – ist vernünftig, jedoch nicht zwingend notwendig, um vom Alkohol wegzukommen. Ich kenne einige, die es auch ohne Zwischenstopp auf dem Zauberberg geschafft haben. Je länger man allerdings bereits an der Flasche hing, desto sinnvoller ist es, für drei, vier Monate in einem geschützten Raum Abstand zur Droge zu finden. Von der Entgiftung direkt zurück ins pralle (und in Zukunft abstinente) Leben klappt nur bei einigen wenigen.

Für die meisten Abhängigen gilt: Werde dir in der Therapie klar darüber, weshalb du in den vergangenen Jahren wie ein Loch gesoffen hast. Lerne die individuellen Auslöser für dein selbstzerstörerisches Handeln kennen und entwickle im Gespräch mit anderen Teilnehmern und Psychologen kluge und praktikable Abwehrmechanismen.

Was Gründe und Auslöser voneinander unterscheidet und weshalb es vor allem auf die Auslöser ankommt – damit beschäftigen wir uns im nächsten Kapitel.

Damit Sie sich nach diesem Abschnitt noch nicht allzu sicher fühlen, hier ein bisschen ernüchternde Statistik zum Schluss dieses Abschnitts:

- Die Rückfallquote nach einer stationär vorgenommenen Entgiftung liegt bei 80 %.
- Bis zu einem Jahr trocken – nach Entzug und Reha – bleiben 50 % der Erkrankten.
- Dauerhaft – also bis zum nicht-alkoholverursachten Tod – abstinent leben nicht einmal 10 % der trockenen Schluckspechte!

ZIEL 3

Sorgfältig abwägen, ob eine Therapie in Frage kommt. Im Zweifelsfall lieber in die Reha, als es auf eigene Faust probieren: Die Wahrscheinlichkeit des längeren Trockenbleibens steigt durch die Langzeit-Maßnahme von 20 auf 50 % an.

4. Auf der Suche nach dem Urknall

Hier wird aufgezeigt, was Gründe und was Auslöser sind und weshalb es vor allem wichtig ist, die Zweitgenannten zu kennen. Wer dann noch begreift, dass es wenig bringt, die schon lange tote Mutter für den eigenen Alkoholmissbrauch verantwortlich zu machen, befindet sich auf einem guten Weg.

Wir gelangen nun an einen essenziellen Punkt auf Ihrem steinigen Marsch in die Abstinenz: die ungeschminkte Selbstanalyse. Ohne die ist alles andere zwecklos. Sie sollten deshalb an dieser Stelle des Buches ein buntes Lesezeichen befestigen, damit Sie das Kapitel bei Bedarf schnell wiederfinden. Oder ganz oldschool ein Eselsohr anbringen.

Hatten wir am Anfang Probleme und haben deshalb gesoffen, oder haben wir zuerst getrunken und wurden Jahre später mit plötzlich unlösbar erscheinenden Schwierigkeiten konfrontiert? Klingt ähnlich wie die Frage nach der Henne und dem Ei, ist jedoch im Unterschied zur Genese des Federviehs beantwortbar: In der überwiegenden Mehrzahl der Alkoholikerschicksale stand die Flasche am Beginn der Säuferkarriere.

Aus unserer schlechten Angewohnheit, uns täglich einen hinter die Binde zu kippen, resultierte mit zunehmender Zeitdauer ein schier unentwirrbares Knäuel aus zerbrochenen Beziehungen, Kindern, die wir nur am Wochenende für zwei Stunden sehen dürfen, beruflichem Scheitern, unbezahlten Hypotheken und täglich neuen Schreiben vom Gerichtsvollzieher. Wir schlafen schlecht oder gar nicht, und um wenigstens ein paar Stunden Ruhe – eigentlich: Vergessen und Betäubung – zu finden, lassen wir uns spätestens ab 18 Uhr volllaufen. Bis der ganze Jammer am nächsten Morgen von vorne beginnt.

Aber dafür muss es unbedingt einen Grund geben, sagen Sie? Niemand trinkt einfach aus Jux und Dollerei? Doch, die meisten von uns haben aus Jux und Dollerei mit dem Saufen angefangen, antworte ich. Mehr Grund gibt es nicht, haken Sie ungläubig nach? Alle Alkoholiker sind letztlich nichts anderes als Dauergäste ihrer eigenen Party? Ständig benebelte Feierbiester? Ganz so einfach ist es natürlich nicht, erwidere ich. Es existieren schon Gründe fürs Saufen. Nur sind die weniger melodramatisch als die Geschichten, die einem in den Therapiestunden aufgetischt werden.

Da wären als Erstes die Gene zu nennen: Ein Trinker fällt selten vom Himmel. Er wird mit hoher Wahrscheinlichkeit Vorläufer in der Familie haben. Können Vater oder Mutter sein oder ein Großelternteil. Vielleicht auch ein Onkel. Alternativ war's die Urgroßmutter, die Ende des 19. Jahrhunderts auf ihr tägliches Quantum Absinth schwor, bevor sie dann still und leise in einer Trinkerheilanstalt verschwand und ein Jahr später – ebenfalls still und leise – auf dem Kölner Melatenfriedhof im engsten Familienkreis beigesetzt wurde.

Kann durchaus sein, dass Ihre Vorfahren zwar täglich zur Flasche griffen, den Konsum jedoch halbwegs im Griff hatten, Sie also der Erste in einer langen Trinker-Ahnenreihe sind, bei dem die Sache komplett aus dem Ruder lief. So war's beispielsweise bei mir. Um mich herum tranken so einige zu viel. Allerdings bekamen die ihr Leben – wie auch immer sie das angestellt haben – bis zum Finale überwiegend auf die Kette. Mag sein, dass der ein oder andere Krankenhausbesuch wegen irgendwelcher ominöser Wehwehchen in Wahrheit einem Alkoholentzug diente. Falls ja: Gesprochen wurde darüber nicht. Weshalb ich mutmaßen und spekulieren müsste, was aber – nachdem alle Betroffenen schon lange tot sind und ich sie nicht mehr konkret befragen kann – keinen Erkenntnisgewinn bringt. Deshalb lasse ich es auch sein.

Womit wir beim zweiten Grund fürs Trinken angelangt sind: der familiären Sozialisation. Der Alkoholiker in spe hat oft schon sehr früh Tuchfühlung mit der Droge aufgenommen. Nehme ich mal wieder mich als schlechtes Beispiel: Bier und Wein standen bei uns abends auf dem Tisch. Was nicht gleichbedeutend damit ist, dass sich meine Eltern jeden Abend die Kante gaben. Mein Vater trank allenfalls mäßig. Er konnte sich mühelos mit einem Glas Rotwein zufriedengeben und sich das nächste Glas eine Woche später einschenken. Aber, und das ist das Entscheidende in diesem Zusammenhang, ich war den Anblick alkoholischer Getränke von Kindheit an gewöhnt. Was meine Hemmschwelle, mich dem Zeug zu nähern, sicher senkte. Alkohol rangierte auf einer sehr viel niedrigeren Tabustufe als Haschisch – wir sagten damals noch Hasch und nicht Marihuana – oder Koks oder gar Heroin.

Also sind doch Ihre Eltern schuld, sagen Sie? Warum?, frage ich. Weil die Ihnen den Zugang zum Alkohol zu einfach gemacht haben, grob fahrlässig mit der Gesundheit ihres Sohnes gespielt haben, schieben Sie hinterher? Das meinen Sie tatsächlich? – Ich stelle das nur als These in den Raum, fahren Sie fort? – Sie können sich Ihre dämliche These sonst wo hinstecken, erwidere ich. – Nun werden Sie doch nicht gleich patzig, Herr Autor! – Doch, an dieser Stelle werde ich patzig. Und zwar aus zwei Gründen: Zum einen war meinen Eltern die Gefahr nicht bewusst. Denn die konnten ja beide mit dem Stoff umgehen. Und Alkohol gab's in den 60er- und 70er-Jahren bei vielen Familien zum Abendessen. Dass sich Mutter und Vater nach getaner Arbeit – er im Büro, sie zu Hause – zur Tagesschau ihr Bier oder ein Glas Wein (manchmal zwei oder gar drei) gönnten, war nun kein speziell auf unsere Kleinfamilie begrenztes Phänomen.

Ich erinnere mich an Partykeller in der Nachbarschaft – Räume, deren Gestaltung einem hybridem Feuchttraum aus skandinavischer Saunalandschaft und sowjetischem Kolchose-Gemeinschaftsraum entsprang –, in denen sich so viele Flaschen im Regal befanden, dass man damit mühelos die Belieferung eines Kölner Nachtclubs eine Woche lang hätte sicherstellen können. In keiner statistisch erfassten Periode wurde in unserem Land mehr gesoffen als in diesen beiden Jahrzehnten. Vielleicht hätte ich zwanzig Jahre später auf die Welt kommen sollen? Dann hätten bei uns abends möglicherweise Dinkelbrot und Kürbiskerne statt Bitburger und Valpolicella auf dem Tisch gestanden.

Zum anderen liegt die Verantwortung für den Missbrauch – Gene und Sozialisation hin oder her – eindeutig beim Trinker selbst. Man wird ja von Mutter und Vater nicht zum Saufen gezwungen. Es soll zwar auch solche Fälle geben, aber die liegen im kleinen Promillebereich. Also im kleinen statistischen Promillebereich.

Mir hat mal ein Mitpatient im Raucherraum der Geschlossenen erzählt, dass er in einer Kneipe aufwuchs und dort als Kind von seinem Vater – dem Wirt – zum Gaudium der Gäste fünfmal in der Woche unter Alkohol gesetzt wurde. Unterstellt, die Geschichte ist wahr – denn im Raucherraum der Geschlossenen werden einem zwischen den Mahlzeiten jede Menge aus dem Stegreif erfundener Geschichten kredenzt –, verwundert es nicht, dass er unter diesen Bedingungen bereits mit 13 zum Alkoholiker mutierte. Er gehört dann zu den 0,1 % Abhängigen, deren Rauschmittel-Werdegang nicht eigenverantwortlich, sondern fremdverschuldet aus dem Ruder lief. 99,9 %

der späteren Alkoholiker haben sich jedoch aus freien Stücken heraus fürs Saufen entschieden.

Der dritte Grund ist die jahrelange Gewöhnung an den Stoff. Oder anders ausgedrückt: Allmählich wird aus der Gewohnheit, sich hin und wieder abends einen Absacker zu gönnen, die (schlechte) Angewohnheit, sich jeden Tag nach 18 Uhr volllaufen zu lassen. Sowohl das für den Wohlfühleffekt notwendige Quantum wird erhöht, als auch die Uhrzeit immer weiter nach vorne verlegt: 20 Uhr zur Tagesschau, 18 Uhr, wenn Sie aus dem Büro zurück nach Hause kommen, kein Bier vor vier, die blaue Stunde am Wochenende, mittags im Urlaub kann man sich doch auch schon mal 'nen Campari genehmigen – wozu fährt man denn schließlich in den Urlaub? –, und das mehrere Jahre lang.

Bis eines schönen (eigentlich: bösen) Tages der Punkt erreicht ist, an dem der Klinikkandidat in spe ohne Wodka nicht mehr aus dem Bett kommt. Sobald der Körper die ständige Zufuhr von Alkohol benötigt, ist man endgültig drüber. Soll heißen: Dann hat der Konsument die Schwelle vom Risikotrinker zum Profisäufer überquert. Die ist irreversibel. Ab sofort existiert die Möglichkeit des heiteren Konsums nicht mehr. Aber darüber hatten wir ja schon in vorangegangenen Kapiteln gesprochen, und es braucht deshalb hier nicht ein weiteres Mal aufgewärmt zu werden.

Bad habit: Viel mehr steckt oft nicht dahinter

Die Angelsachsen bezeichnen das Phänomen der allmählichen Gewöhnung zutreffend mit *bad habit*. Es ist tatsächlich so trivial: Über die Wegmarken gelegentliches Trinken, ständiger abendlicher Konsum, Vorverlegung der Uhrzeiten bei gleichzeitig kontinuierlicher Steigerung der Menge gelangen diejenigen von uns, die eine Empfänglichkeit für Abhängigkeit aufweisen – nicht jeder Risikotrinker wird zum Alki, dem nur noch in der Klinik geholfen werden kann – an den Punkt der Nicht-mehr-Umkehrbarkeit.

Die Gewöhnungsstrecke kann sich beim einen fünf, beim anderen zehn und beim Dritten wiederum 20 Jahre in die Länge ziehen. Ein Jugendlicher, der seit seinem 14. Lebensjahr heftig trinkt, wird vielleicht bereits mit 18 seine erste medizinische Entgiftung erleben, während sein Zimmernachbar, der als 25-jähriger Student mit dem (Risiko-)Saufen begann, den ersten Aufenthalt in der Geschlossenen mit Anfang 40 absolvieren muss. Für Frauen ist die Inkubationszeit kürzer als bei Männern. Wobei man auf den Fluren der Suchtkliniken deutlich mehr Männern als Frauen begegnet. Darüber hatten wir weiter vorne schon gesprochen? Pardon! Ich wiederhole mich mitunter gerne.

Die drei Hauptgründe fürs Saufen heißen also: Gene, Sozialisation und schlechte Angewohnheit. Alles andere, was man in den Gruppentherapiestunden zu hören bekommt, sind großenteils Nebelkerzen, die den Ausstieg eher erschweren als erleichtern. Die beliebtesten „Ich-trinke-weil"-Ammenmärchen lauten:

- Ich wurde in der Kindheit nicht geliebt.
- Auf Partys/bei der Bundeswehr zwang man mich zum Saufen.
- Mein Ehemann/meine Ehefrau hat mich verlassen, und dann brach plötzlich die Welt für mich zusammen.
- Ich wurde misshandelt oder sexuell missbraucht oder am Arbeitsplatz ständig gemobbt.
- Mir wurde gekündigt, meine Firma ging pleite, ich musste Hartz IV beantragen.

Alle fünf Argumente sind im Moment des Erlebens sicher dramatisch über tragisch bis hin zu furchtbar. Aber *kein* Urgrund, sondern Auslöser. Zu denen komme ich gleich. Depressionen, die ebenfalls gerne als Ursache benannt werden, sind eine schlimme Angelegenheit. Ich kenne einige, die sich in einem depressiven Schub von Brücken vor fahrende Züge gestürzt haben. Aber Depression ist oft Folge des Saufens und nicht der Grund dafür. Das wird häufig miteinander verwechselt. Das heißt, die Trinkkrankheit muss kuriert werden, dann verschwinden nach und nach auch die Depressionen.

Leider sehen das viele Betroffene anders, konzentrieren sich auf die Analyse ihrer Stimmungsschwankungen und vergessen dabei völlig, dass sie eigentlich in die Abstinenz einsteigen wollten. Rund zwei Drittel der Teilnehmer einer Reha-Maßnahme geben sich irrtümlich der Illusion hin, dass EIN Grund für ihr exzessives Trinkverhalten existieren *muss*. Also so etwas in der Art des Urknalls, dem sie ohne ihr aktives Zutun schuldlos ausgeliefert waren, weshalb sie zähneknirschend eingestehen, dass sie als gottverdammte Alkoholiker zwar therapeutischer Unterstützung bedürfen, jedoch zwangsläufig – und nicht eigengetrieben – in diese Situation hineingeraten sind.

Der Täter kehrt die Schuldfrage um und stilisiert sich zum Opfer. Das ist Blödsinn, denn für die allermeisten Patienten gilt die Schrittfolge: Zuerst kam der Alkohol, danach entstanden die Probleme. Und nicht etwa umgekehrt, wie gerne behauptet wird. Kein Mensch, der ein normales Trinkverhalten an den Tag legt, käme auf die Idee, sich wegen einer Kündigung tagelang volllaufen zu lassen oder nach der Trennung des Partners totsaufen zu wollen. Zu solch exzessivem Verhalten neigen nur diejenigen von uns, die auch vorher schon ein massives Alkoholproblem hatten.

Auch Liebe wird wie eine Droge konsumiert

Nicht verschwiegen werden darf in diesem Zusammenhang, dass Trinker Liebe oft mit Besitzenwollen verwechseln. Schon kleinste Anzeichen der Nicht-Erwiderung dieses Totalanspruchs führen beim Süchtigen (der ebenfalls nach dieser „falschen“ Liebe süchtig ist) zu einer Erschütterung seines stets labilen seelischen Gleichgewichts. Ich behaupte auch hier: Häufig kommen zuerst ungezählte Gallonen Bier, Wein und Schnaps, dann die Absetzbewegung des Partners – und nicht umgekehrt.

Die Säufergene haben wir bei der Geburt in die Wiege gelegt bekommen – in Form einer hohen Trinktoleranz –, die 1960-er und 70-er mit Bier und Wein auf dem Tisch und den Schnapsregalen in Nachbars Partykeller liegen fünf Jahrzehnte zurück, und unsere Bad-Habit-Inkubationsphase können wir im Gruppentherapieraum des Sanatoriums auch nicht mehr auf Null zurückdrehen. Daher sollten wir diese drei Gründe einfach akzeptieren, anstatt krampfhaft zu versuchen, noch einen vierten Grund zu konstruieren oder das Alkoholverhalten unserer Vorfahren wochenlang zu analysieren.

Es ist, wie es ist, sagt der Kölner in solchen Fällen: Da änderst du nachträglich nichts mehr dran. Nimm es als gegeben hin und verschone den Rest der Gruppe mit deinen selbstmitleidigen Entschuldigungsversuchen. Getrunken hast *du*, völlig egal, ob dein Vater zu streng war und deine Mutter drei Liebhaber gleichzeitig hatte. Wer zu der Erkenntnis „Der wahre Schuldige bin ich selbst“ nicht in der Lage ist, wird mit hoher Wahrscheinlichkeit auf dem steinigen Marsch in die Abstinenz früh scheitern, wenn er ihn denn überhaupt antritt.

Nachdem wir das mit den Gründen abgehakt haben, kommen wir nun zu den Auslösern. Auslöser gibt's auch noch, seufzen Sie erschöpft? Ja, Auslöser gibt's auch noch, antworte ich. Auslöser sind etwas anderes als Gründe? Jetzt betreiben Sie aber begriffliche Haarspalterei, Herr Autor. Nein, es ist keine Haarspalterei, sondern überlebenswichtig für den ausstiegswilligen Säufer, die ganz konkreten Auslöser seines exzessiven Trinkverhaltens zu lokalisieren.

Unterstellt, bei Ihnen sind die drei oben genannten Urgründe gegeben: In Ihrer Familie mütterlicherseits wird seit dem frühen Mittelalter alles konsumiert, was sich an Niedrig- und Hochprozentigem beschaffen lässt. Von Großtante Emmi munkelt man, dass sie aufgrund zu häufigen Likörgenusses am Ende ganz wunderlich geworden war (Gene). Ihr Vater trank jeden Abend eine Flasche Wicküler, die stets griffbereit für ihn im Kühlschrank bereitstand, Ihre Mutter wechselte munter zwischen Lambrusco und Piccolöchen hin und her (Sozialisation), und Sie erlebten Ihren ersten Vollrausch mit 14, dem einige Samstagabendbesäufnisse bis zum Abitur folgten, bevor Sie als Student, um vor Prüfungen ruhig schlafen zu können, damit begannen, den Stoff funktional und nach einem Jahr Testlauf jeden Abend einzusetzen (Gewöhnung).

Dann wissen wir jetzt, dass Sie dreißig Jahre lang viel zu viel in sich reingeschüttet haben und in Ihrer Familie mütterlicherseits die Tradition des Trinkens von einer Generation an die nächste vererbt wird. Was wir aber nicht wissen: Weshalb eskalierte die Sache bei Ihnen derart, dass Sie nun auf dem Stuhl neben mir in der Gruppentherapie sitzen und sich den Kopf zermartern, um zu verstehen: Woran hat es gelegen?

Denn nicht jeder, der in direkter Linie von Schluckspechten abstammt und bei dessen Eltern Bier und Wein zum Abendessen zwingend dazugehörten wie die Oblate zum Abendmahl, wird deshalb zwangsläufig zum Alkoholiker. Meine Schwester trinkt ein Glas Wein, dann vier Wochen nichts, bevor sie mal wieder im Rahmen einer Einladung ein Glas Sekt in die Hand nimmt. Ihr würde auch nichts fehlen, wenn sie ein Jahr lang keinen Tropfen konsumiert, während ich auf das erste Glas Wein im Laufe des Abends drei Flaschen Soave hinterhergekippt hätte.

Dieselben Eltern, identische Sozialisation, jedoch völlig abweichendes Trinkverhalten. Woran liegt das? Weil ich die volle Dröhnung an Trinker-Genen abbekommen habe, während meine Schwester diesbezüglich glücklicherweise leer ausging? Mag sein, halte ich allerdings hinsichtlich der 100-zu-0-Verteilung für unwahrscheinlich. Meine ererbte Disposition für den Stoff mag zwar größer als ihre sein, jedoch kann das alleine den eklatanten Unterschied nicht erklären. Da müssen noch andere Faktoren hinzukommen, damit es plausibel wird. Womit wir nun bei den (haarspalterischen) Auslösern angelangt sind.

Risikotrinker – die bilden die Vorhut beim Marsch in den irreversiblen Alkoholismus – verfolgen Zwecke, wenn sie sich in den abendlichen Rauschzustand versetzen. Das mag anfangs ganz banal der ruhige Schlaf sein. Kennen wir ja alle: den finalen Absacker. Ich gab mich viele Jahre lang dem Irrglauben hin, ohne Minimum drei Flaschen Bier im Magen niemals einpennen zu können, und fuhr, falls der Kühlschrank mal ausnahmsweise leer war, noch um Mitternacht zur Tankstelle, um mir dort meinen Schlummertrunk zu besorgen. Selbst wenn ich ohne Alkohol schon müde war – ohne mein Quantum Bier ging ich nicht ins Bett.

Am Ende trinkt man aus 1001 Gründen

Der Stoff wird des Weiteren eingesetzt, um sich nach – später ebenfalls: vor – kritischen Situationen zu beruhigen. Er dient als Stimmungsaufheller, Vergessenfinder, Enthemmer, Libidoverstärker, um cooler zu wirken, als man es als durchschnittliche mitteleuropäische Kartoffel nüchtern normalerweise ist. Ich habe das Zeug lange Zeit verwendet wie Viagra, ohne im Entferntesten zu ahnen, dass Viagra jemals erfunden werden würde. Bis zwei Promille sind Bier und Wodka vor und beim Sex auch ganz hilfreich; sobald dieser Spiegel überquert wird, kehrt sich die Wirkung allerdings in ihr komplettes Gegenteil um. Dann ist Schluss mit Erektion. Jenseits der drei Promille brauchen Sie es überhaupt nicht zu probieren. Da funktioniert gar nichts mehr. Wobei man jenseits der drei Promille ohnehin andere Sorgen hat.

Nun wissen wir, dass Sie den Alkohol geschluckt haben, um einerseits gut schlafen und andererseits vergnüglich Sex haben zu können. Aber was hat das jetzt mit mir und meiner hartherzigen Mutter zu tun?, fragen Sie. Es hat dahingehend mit Ihnen zu tun, dass Sie in der obigen Aufzählung – die natürlich nicht vollständig ist – *Ihre* Auslöser identifizieren sollen, um zu verstehen, in welcher Situation Sie hauptsächlich zur Flasche greifen. Falls Sie sich, ohne vorher zwei Wassergläser Rum-Cola auf ex runterzukippen, nicht unter Leute trauen – voilà: Da wäre schon mal *ein* Auslöser. Versagensängste im Bett? Triebfeder Nummer zwei gefunden.

Am Ende sind es doch eh alle oben genannten Auslöser, wenden Sie ein? Das stimmt. Am Ende greift man ebenfalls zur Flasche, wenn das Wetter am Nachmittag nicht so ist, wie man es sich morgens gewünscht hat. Am Ende säuft man aber sowieso rund um die Uhr, falls man nicht gerade komatös in irgendeiner Ecke liegt. Am Anfang jedoch gab's einen (Ur-)Auslöser, vielleicht zwei. Und den/die müssen Sie lokalisieren.

So lange Ihnen das nicht gelingt, werden Sie nach absolvierter Reha mit hoher Wahrscheinlichkeit in dem Moment, in dem Sie mit dieser Situation erneut konfrontiert werden, ihr schutz- und machtlos ausgeliefert sein. Aufgrund grob fahrlässiger Unkenntnis eines Hochrisikogebiets. Und das alles nur, weil Sie es in der Therapie leider versäumt haben, sich mit der banalen Realität – ich bekomme ihn ohne Wodka beim Sex nicht hoch; alternativ: ich habe eine Heidenangst vor Altersarmut, oder: Trennungen sind für mich nur dauerbenebelt zu ertragen – zu beschäftigen, sondern stattdessen Ihre und unsere Zeit mit stinklangweiligen Geschichten über Ihre Mutter vergeudeten. Es ist Ihnen peinlich, über so was zu reden? Ach, du meine Güte. Es war Ihnen doch auch nicht peinlich, jahrelang abends sturzbetrunken Ihre Mitmenschen mit Unsinn vollzutexten.

Dass es mit dem Verstehen der Gefährlichkeit bestimmter Situationen nicht zum Besten bestellt ist, belegt die Statistik: Dauerhafte Abstinenz gelingt nur wenigen Alkoholkranken. Die Quote bewegt sich im einstelligen Prozentbereich. Gutes Beispiel: Menschen, die nach der Trennung ihres Partners bis zur Bewusstlosigkeit saufen, anstatt nun simpel zu begreifen: Beziehungen sind bis auf Weiteres nichts für mich, ich lebe die kommenden Jahre als nicht-trinkender Single, werden Romane über schiefgelaufene Mutter-Kind-Dramen erzählt und der nächste Lebensabschnittsgefährte bereits in der Reha-Klinik akquiriert.

Und man kann die Uhr danach stellen, dass derjenige, der so handelt, in spätestens drei Monaten erneut im Krankenhaus aufschlagen wird. Mit derselben traurigen Story: wurde verlassen, kam damit nicht zurecht, musste trinken, und er/sie wird es zwei Wochen später in Freiheit sofort wieder tun: sich in eine labile Kurzpartnerschaft stürzen. Lerneffekt gleich Null.

Der Urgrund des Suffs ist der Alkohol selber. Mobbing, Liebeskummer, Konkurs, Hartz IV sind hingegen Auslöser, die den bereits riskanten Konsum plötzlich in ein 24/7-Dauerverlangen nach der Droge steigern mit der Konsequenz, dass die Stufe des Kontrollverlusts erreicht und die Grenzlinie zur krankhaften Abhängigkeit endgültig überschritten werden.

Auslöser kennen und offen drüber sprechen

Bei mangelnder Krankheitseinsicht ist eine Reha-Maßnahme so unnütz wie eine 3D-Brille für Blinde. Wer sich nicht eingesteht, dass er drogenabhängig ist, wird nach Entgiftung und Entwöhnungstherapie weitersaufen: Da helfen auch keine Sitzungen beim Psychologen. Die Konsequenzen, die sich aus oberflächlicher Ursachenanalyse ergeben, sind hingegen schwieriger einzuschätzen. Jemand, der nach drei Monaten täglicher Therapiesitzungen zu dem Schluss gelangt, dass die hartherzige weibliche Erziehungsberechtigte die Hauptschuld am eigenen späteren Alkoholismus trägt, kann durchaus in die Abstinenz einsteigen und diese eventuell mit dem Gedanken „Jetzt zeige ich meiner Mutter mal, wozu ihr sträflich unterschätztes Kind so alles in der Lage ist“ bis zum Lebensende durchziehen. Erfolgversprechender ist es aber sicherlich, die drei wahren Urgründe als gottgegeben bzw. heute nicht mehr änderbar zu akzeptieren und sich im Folgenden auf die Auslöser des selbstzerstörerischen Konsums zu konzentrieren.

Es ist noch niemandem in einer SHG-Einheit ein Zacken aus der Krone gefallen, wenn er ehrlich zugab: „Ohne Alkohol hatte ich Versagensängste beim Sex. Bis ich dummerweise so viel trank, dass ich ihn tatsächlich nicht mehr hochbekam und schließlich aufgrund des Wodkas sogar komplett die Lust am Liebesspiel verlor." – „Wie hast du das Problem gelöst?", wird dann die Frage eines anderen Teilnehmers lauten. „Indem ich mich erst mal ein paar Monate komplett von Frauen (Männern) zurückzog, der nächsten Partnerin von Anfang an die Wahrheit sagte und mich mit ihrer Hilfe ganz langsam an Erotik ohne Wodka und Viagra gewöhnte." – „Und das klappt?", erkundigt sich ein anderer. „Ja, mittlerweile klappt es ganz gut."

Das ist ehrliche Ursachenforschung und ein im Anschluss vernünftiger Umgang mit dem auslösenden Moment. Menschen, die es schaffen, eine Aufgabe, zu deren Bewältigung sie jahrzehntelang Alkohol einsetzten, nun zufriedenstellend ohne Zuhilfenahme einer Droge zu meistern, durchleben mit hoher Wahrscheinlichkeit eine zufriedenere Abstinenz als der Gruppentherapienachbar, der jeden Abend vor dem Einschlafen immer noch seine Mutter verflucht.

ZIEL 4

In diesem Kapitel haben Sie verstanden, wie man es anstellt, die konkreten Auslöser des eigenen Trinkverhaltens zu lokalisieren. Sie entwickeln im Anschluss einen Überlebensplan, mit dessen Hilfe Sie gefährliche Situationen frühzeitig erkennen und zu umgehen lernen.

5. Den Schalter im Kopf umlegen

Wer zum Teufel stellt allen Ernstes eine Alkohol-Kosten-Nutzen-Analyse auf? Über den Zweck therapeutischer Vorarbeit und die Bedeutung, den richtigen Zeitpunkt für den Ausstieg zu erkennen und zu ergreifen.

„Herr Hirsch, können Sie uns verraten, wie man es schafft, trocken zu werden?“
„Nein, kann ich leider nicht.“
„Aber Sie müssen doch einen Tipp für uns haben. Irgendeinen.“
„Hören Sie heute mit dem Trinken auf.“
„Mehr nicht?“
„Mehr nicht.“

Ich weiß, Sie sind nun enttäuscht, denn von einem wie mir hätten Sie mehr Kompetenz und Empathie erwartet. Aber es gibt kein Patentrezept gegen die Abhängigkeit. Die Sucht ist so bunt wie die Menschen, die ihr frönen. Deshalb wäre es Scharlatanerie, am Ende einer Lesung Ratschläge zu erteilen, die einzig auf meiner eigenen Erfahrung beruhen, jedoch nicht die individuellen Besonderheiten des Fragestellers berücksichtigen können. Was mir geholfen hat, muss ja nicht zwangsläufig auch bei Ihnen wirken.

Bevor ich gleich was zu dem geheimnisvollen Schalter schreibe, der umgelegt werden muss, fasse ich an dieser Stelle noch mal kurz das bisher Gesagte zusammen: Alkoholiker blicken auf eine lange Drogenkarriere zurück, die sich im Normalfall über zwei, drei Jahrzehnte erstreckt. Deshalb tun sie sich so verdammt schwer damit, sich ein Leben ohne Bier, Wein und Wodka überhaupt nur vorstellen zu können.

Alles, was der Erkrankte bisher getan hat, geschah unter Zuhilfenahme des Stoffs: Er schläft unter Alkoholeinfluss, beruhigt sich mit Whisky, bringt sich mit Jägermeister in Schwung, kippt vor dem Sex vier Cola-Rum, fühlt sich in Gesellschaft bloß noch über zwei Promille wohl, trinkt abends zur RTL2-Reality-Show einen halben Kasten Bitburger. Die letzte Bastion bildet das Büro. Sobald auch dort der Flachmann immer griffbereit unterm Schreibtisch bereitsteht, bestimmen der Alk und dessen Beschaffung den Tagesrhythmus, aus dem er nun nicht mehr wegzudenken ist.

Jede Aktivität ist davon durchdrungen. Das Leben unter Dauerstrom wird als Normalzustand angesehen. Das heißt im Umkehrschluss: Der Einstieg in die Abstinenz bedeutet die Entkopplung *all* dieser Aktivitäten vom Alkohol. Für einen Abhängigen zum einen eine Horrorvorstellung, zum anderen eine Aufgabe, die er als derart monströs erachtet, dass er vor ihr kapituliert, bevor er überhaupt mit ihr beginnt. Die Entflechtung des Lebens von der Droge ist wirklich schwierig. Weil unterm Strich der gesamte Alltag mit Bier und Schnaps durchtränkt ist. Nie mehr Krombacher zur Sportschau, nie mehr Wodka zum Runterkommen nach dem Job oder als Einschlafhilfe: Wie soll das denn jemals funktionieren?

Schon mal vorab: Es funktioniert. Anfangs zwar holprig, jedoch mit zunehmender Zeitdauer der Abstinenz immer besser, bis einem der Nicht-Konsum irgendwann in Fleisch und Blut übergeht und als normalste Sache der Welt erscheint, wie vorher der Alkohol.

Dem Ausstiegsentschluss voran geht eine Kosten-Nutzen-Analyse. Alkoholiker sind, auch wenn das auf den ersten Blick wegen ihres 24/7-Benebelungszustands nicht so scheinen mag, chronische und minutiöse Nutzenmaximierer. Sie manipulieren durch die ständige Zufuhr der Droge ihren Emotionshaushalt. Sei es, dass sie sich besser fühlen wollen, als die Natur es ihnen normalerweise gestattet, sei es, dass sie unliebsame Gefühlsregungen abmildern oder sich gar zum Ende hin durchgängig betäuben wollen.

Der Nutzen liegt also im Abgleiten in ein rosarotes Paralleluniversum; die Kosten hingegen bestehen einerseits im körperlichen Raubbau und andererseits im stetigen sozialen Abstieg. Während es für die Frühaussteiger reicht, wenn sich die Waage leicht ins Negative neigt, muss sie für den Harcdore-Trinker schon beinahe die Tischplatte berühren, bevor er den Exit als lohnenswerte Möglichkeit ins Kalkül zieht. Erst, wenn der Rausch keinerlei Genuss mehr erzeugt, sondern sofort ins Komatöse abgleitet und der Süchtige die Abstürze jedes Mal mit sehr schmerzhaften Entzügen bezahlen muss, wird der Prozess des Umdenkens einsetzen.

Manche benötigen Reanimationsmaßnahmen auf der Intensivstation und Warnhinweise à la „Das nächste Saufgelage überleben Sie nicht", um zur Vernunft zu kommen. Wobei Vernunft, Intelligenz und Willen nur Teilaspekte des berühmten „Es muss klick machen" bilden. Manchmal lautet die Triebfeder für den Ausstieg auch ganz banal: Ich habe keinen Bock mehr auf den Wahnsinn. Ein Abwägen könnte dann beispielsweise so aussehen: Erreiche ich den gewünschten Zustand – ich fühle mich heiter, sorgenfrei, nichts kann mein seelisches Gleichgewicht trüben – überhaupt noch oder saufe ich mich jedes Mal, sobald ich mir das erste Bier besorge, im Anschluss ohne Zwischenstopp im rosaroten Wunderland direkt auf die Intensivstation?

Ohne Umweg erst in den Vollrausch, dann ins Koma

So ging es mir nach ein paar Jahren. Das Heitere, Beschwingte, das Was-kostet-die-Welt war mit einem Mal verschwunden. Ich trank mich unverzüglich in den Vollrausch, dem erst die Ohnmacht zu Hause auf dem Sofa und dann ein mehrtägiger Krankenhausaufenthalt folgten. Und da ich weder Zu-Hause-Koma noch Harnkatheter und übelriechende Bettpfannen als sonderlich lohnenswerte Ziele empfand, war meine individuelle Kalkulation schnell gemacht: Nutzen = 0 bei gleichzeitigen Kosten = 100. Ob ich das 2010 ebenfalls so glasklar sah wie heute mit dem Abstand von über zehn Jahren, spielt keine Rolle. Ich spürte deutlich, dass der Alkohol-Weg nur noch eine Richtung für mich kannte, nämlich die steil nach unten. Und das reichte mir als Ergebnis meiner damaligen Analyse völlig aus.

Das Erkennen des Ausstiegsfensters scheint vordergründig Glückssache zu sein. Der berühmte Aha-Moment, die noch berühmtere Sekunde, in der der Schalter endlich umgelegt wird. Manche spüren – und nutzen! – ihn, andere bemerken ihn zwar, nutzen die Möglichkeit jedoch nicht, und die Dritten spüren nie was. Man könnte die Sache also in die Rubrik „Glück“ oder „göttliche Fügung“ einsortieren und schlussfolgern: Die einen haben eben mehr Glück als die anderen bzw. Gott würfelt gerne.

Das lapidare Schulterzucken würde der Angelegenheit allerdings nicht gerecht werden. Denn in 95 % der Fälle arbeitet der Süchtige im Vorfeld viele Monate bis hin zu Jahren auf diesen einen Moment hin. Es kommt nur äußerst selten vor, dass jemand ohne vorherige Therapie den Ausstieg schafft. Je länger die Saufstrecke dauert, desto unwahrscheinlicher ist es, sich ohne fremde Hilfe und psychologisches Handwerkszeug aus dem Alkoholsumpf zu befreien. Es mag sein, dass es beim einen (sehr viel) länger dauert als beim anderen, bis sich das Fenster für ihn öffnet. Wenn er jedoch eines Tages davor steht, weiß der Süchtige, um welches Fenster es sich handelt, und dass es nun höchste Zeit ist, diese – zumeist nur kurz offenstehende – Gelegenheit zu ergreifen. Falls jetzt zum tausendsten Mal lange über Pro und Contra gegrübelt wird, schließt sich das Fenster wieder, und all die vielen vorbereitenden Gruppentherapiestunden waren für den Flaschencontainer.

Deshalb: Den Schalter umlegen mag vielen wie reines Glück oder Gottes einsame Entscheidung erscheinen. Die Wahrheit ist aber, dass es sich in den meisten Fällen um eine langwierig mühsam erarbeitete Chance handelt, die man natürlich, sobald sie sich einem bietet, auch beherzt nutzen muss. Viel mehr verbirgt sich eigentlich nicht hinter dem geheimnisvollen Schalter, wenngleich der Weg dorthin oft ein sehr dornenreicher ist.

Drei Trinker – drei verschiedene Schicksale

Um den Ausstieg bzw. Nicht-Ausstieg noch einmal zu verdeutlichen, will ich kurz drei exemplarische Trinkerschicksale skizzieren:

Mein Freund Horst-Rüdiger, zu unserer gemeinsamen Schulzeit ein begnadeter Linksaußen und später ein ebenso begnadeter Trinker, der keinen Tag ohne seinen Gute-Morgen-Jägermeister begann und sich abends mit Minimum 3,0 Promille im Blut ins Bett legte, stoppte von heute auf morgen völlig eigenständig mit der Sauferei. Er hatte vorher keinen Arzt oder gar Psychologen konsultiert. „Brauche ich alles nicht", erklärte er mir, als ich ihn an einem heißen Julimorgen bei der Polizei am Kölner Waidmarkt in Empfang nahm, wo er die Nacht aufgrund Ruhestörung und Randale mal wieder in der Ausnüchterungszelle verbracht hatte. Das ist mittlerweile acht Jahre her. Horst-Rüdiger hat seitdem keinen Tropfen mehr angerührt. Ihm war während der sechs Stunden auf der Gummimatratze die Gnade der Spontanheilung zuteilgeworden.

Bei mir wiederum verhielt es sich so, dass ich eines Morgens ins Grübeln geriet, als ich nach einem Fünf- oder Sechs-Promille-Absturz mal wieder an allen Vieren fixiert auf der Intensivstation lag und mir die Ärzte eindringlicher als sonst erklärten, ich würde den nächsten Rückfall garantiert nicht überleben. Nicht, dass die Aussicht auf den eventuell nahenden Tod mich sonderlich schockte. Ihn hatte ich oft gesehen und mich an seinen Anblick gewöhnt. Aber irgendetwas in mir klammerte sich an meine trostlose Existenz, wollte noch nicht den Löffel abgeben.

Die Überlegung lautete: Weitermachen wie bisher und in ein paar Monaten ins Gras beißen oder aufhören und ein neues Leben beginnen? Die Fragestellung klingt einfach, die Lösung und der lange Weg bis zu diesem Punkt sind für einen Hardcore-Alkoholiker allerdings beschwerlich. Ich wusste, was mich erwartet: Abstinenz – also nie mehr auch nur ein einziger Tropfen Alkohol –, lausig bezahlte Jobs in Callcentern und Paketdiensten, Misstrauen von Freunden und Familie, denn ich hatte ihr Vertrauen und ihre Hoffnungen viel zu oft enttäuscht.

Je länger ich über diese trüben Zukunftsaussichten nachdachte, desto eher war ich geneigt, im Anschluss an den Klinikaufenthalt in mein altes Muster zurückzufallen. Die Ärzte haben Unsinn erzählt, wollten dir bloß Angst einjagen, ging es mir durch den Kopf. Als ich zehn Tage danach wieder in meinem kleinen Apartment saß, das ich ein paar Wochen zuvor angemietet hatte, war ich immer noch unentschlossen, in welche der beiden Richtungen ich gehen wollte. Obwohl mir die Monotonie meines Säuferlebens, das jenseits der Unterhaltungen im Raucherzimmer keine weitere Abwechslung kannte, mittlerweile selbst zum Hals raushing, stand ich kurz davor, mir im Supermarkt eine Pulle Doppelkorn zu besorgen, um der Langeweile durch Flucht in den Rausch zu entkommen.

Aus einem Bauchgefühl heraus besuchte ich am selben Abend ein Meeting der Anonymen Alkoholiker. Ich erzählte meine Geschichte, versuchte, mich kurz zu fassen, quatschte eine halbe Stunde ohne Unterlass. Alle hörten aufmerksam zu, niemand unterbrach mich. Der Versammlungsleiter bedankte sich für meine offenen Worte, die anderen sprachen mir Mut zu: „Trink 24 Stunden nichts und komm morgen Abend wieder zu uns. Du packst das!“

Als ich mich an diesem Tag um Mitternacht ins Bett legte und tatsächlich keinen Tropfen angerührt hatte, wusste ich plötzlich, dass ich es schaffen werde. Das Vertrauen der anderen in meine Stärke gab mir Kraft. Die Überredungskünste des Alkohols fielen zum ersten Mal seit früher Jugend nicht mehr auf den stets feuchten Resonanzboden meiner labilen Psyche. Mit dem guten Gefühl, dass der Dämon besiegbar ist, schlief ich ein.

Im Unterschied zu Horst-Rüdiger hatte ich allerdings Dutzende Stunden mit Psychologen und zwei Reha-Aufenthalte hinter mich gebracht, war mir des Irrsinns meines Tuns also schon längere Zeit bewusst und benötigte dennoch weitere vier Jahre, bis ich den Stoppschalter betätigte. Im ersten Monat absolvierte ich das 30-Tage-Programm der Anonymen Alkoholiker: jeden Abend eine Gruppe besuchen. Danach war das Schlimmste überstanden, und ich änderte meine Frequenz in einmal pro Woche.

Unser Kumpel Rolf, der mit Abstand Klügste und Belesenste von uns, dem Ursachen, Auslöser, Hochrisikofaktoren allesamt klar waren, benutzte seine Intelligenz dazu, den Ärztinnen Fehler bei der Behandlung und den Psychologen Inkompetenz bei der Analyse nachzuweisen. „Warum tust du das?“, fragte ich. „Weil sie alle keine Ahnung haben“, antwortete er. „Aber du hast Ahnung?“, hakte ich nach. „Auf jeden Fall mehr als die Quacksalber hier.“ – „Und warum stoppst du dann nicht? Du bist ja öfter in der Klinik als ich." – „Weil ich jetzt noch keine Lust dazu habe. Ich höre dann auf, wenn ich den Zeitpunkt für den richtigen halte. Das kann ich aber alleine. Dafür benötige ich keinen von den Kurpfuschern."

Drei Monate später und nach schiefgegangenen Experimenten mit Desinfektionsmitteln oral und Wodka-Tampons anal saß Rolf sabbernd im Rollstuhl. Im Jahr darauf beerdigten wir ihn in einem anonymen Urnengrab, weil sein geschwächter Körper nach dem Trinken einer Pulle Mariacron auf Antabus endgültig alle Viere von sich gestreckt hatte.

Wir haben in diesem Kapitel gelernt – der geheimnisvolle Schalter besteht aus drei Bauteilen:

1. Kosten-Nutzen-Analyse
2. den Moment, in dem sich die Ausgangstür öffnet, erkennen und beherzt durchschreiten
3. willens sein, den Alkohol aus sämtlichen Lebensbereichen (am Ende war das 24/7) zu entfernen, in denen wir ihn bisher eingesetzt haben.

ZIEL 5

Sie wissen nun, dass Gott nicht würfelt, sondern eine Menge Vorarbeit notwendig ist, um zu Ihrem persönlichen Aha-Erlebnis zu gelangen. Sobald der richtige Moment naht, muss er konsequent genutzt werden. Ob Sie jemals eine zweite Chance für den Ausstieg erhalten, ist sehr ungewiss.

6. Rückkehr in die raue Wirklichkeit

Auf die frischgebackenen Abstinenzler warten entweder der harte Büroalltag beim bisherigen Arbeitgeber oder das mühsame Zurückkämpfen ins Berufsleben. Auf jeden Fall müssen die Zähne zusammengebissen und dem misstrauischen Umfeld bewiesen werden, dass man wieder einsatzbereit und belastbar ist. Ohne den regelmäßigen Besuch von Selbsthilfegruppen wird das allerdings nicht funktionieren.

Starten wir mit der Gruppe, die beim Einchecken in die Reha-Klinik „nicht erwerbstätig“ im Formular angekreuzt hat. Grob geschätzt die Hälftc dcr Patienten fällt in diese Kategorie. Von denen sind wiederum einige dauerhaft krankgeschrieben oder bereits (früh-) verrentet, sodass wir die Zahl noch mal halbieren müssen. Um dieses übriggebliebene Viertel wollen wir uns in diesem Kapitel zuerst kümmern.

Ein Grund, weshalb viele Trinker nicht wieder in die Erfolgsspur finden, besteht darin, dass ihnen der Weg zurück entweder komplett verbaut ist oder als zu mühsam erscheint. Wer sich jahrelang aus dem bürgerlichen Leben ausgeklinkt hatte, der wird von Familie, Freunden und ehemaligen Kollegen nicht mit offenen Armen empfangen. Die Rückkehr in Beruf und Normalität muss erarbeitet werden. Das Umfeld will sehen, wie ernst die Abstinenz gemeint ist und über welches Belastbarkeitslevel der Kandidat verfügt. Am Anfang warten oft einfache Tätigkeiten in Callcentern, in der Markt- und Meinungsforschung, als Kurierfahrer (falls der Führerschein noch vorhanden ist) oder als Ein-Euro-Jobber in karitativen Einrichtungen. Wer als ehemaliger Anwalt, Investmentbanker oder Abteilungsleiter eines Versicherungskonzerns dabei Berührungsängste zeigt, wird die ein, zwei steinigen Jahre, die den Alkoholaussteiger nun erwarten, mit hoher Wahrscheinlichkeit nicht überstehen. Kontinuierliches Arbeiten zu Konditionen auf Hartz-IV-Niveau ist nicht jedermanns Sache.

Man kann natürlich alternativ ALG II beantragen, falls man es nicht sowieso schon seit Jahren bezieht. Denn Hartz IV ist mit dem Saufen ebenso eng verwoben wie die Fettleber und der im Drei-Wochen-Rhythmus notwendige Aufenthalt in der Suchtklinik. Die Diskussion, was schreibe ich in die Formulare rein, um schnell an meine Kohle zu kommen, beansprucht viele Stunden im verqualmten Raucherzimmer der Geschlossenen.

Einige Patienten versuchen, mittels attestierter Schwerbehinderung in die Sozialhilfe auszuweichen, da diese vom Antragsteller keine – wenn oft ohnehin bloß auf dem Papier stehende – Arbeitswilligkeit verlangt. Anderen wiederum sind die halbjährlichen Neubeantragungen, die Diskussionen mit den Jobvermittlern und Behörden generell so verhasst, dass sie auf staatliche Stütze lieber verzichten und sich stattdessen mit schlecht bezahlten Gelegenheitsjobs und Einsammeln von Pfandflaschen über Wasser halten. Die Mitglieder der zweitgenannten Gruppe fliegen aufgrund von Mietrückständen oft aus ihren Einzimmerappartements raus und müssen fortan abwechselnd in Obdachlosenunterkünften und auf der Straße ihr Dasein fristen. Ich habe frühere Versicherungsagenturinhaber und Wirtschaftsprüfer kennengelernt, die mir im Brustton der Überzeugung versicherten, dass sie lieber den Hungertod sterben, als im Jobcenter um Geld zu betteln. Das Procedere sei zu entwürdigend.

Für die Mitarbeiter der Arbeitsagenturen ist es wiederum frustrierend, wenn jeder fünfte sogenannte Kunde betrunken zum Quartalsgespräch erscheint und die vereinbarten Bewerbungstermine krankheitsbedingt nicht wahrnimmt. Eine Abwärtsspirale, aus der es mit jedem Monat, den man länger in ihr verbringt, schwieriger wird zu entkommen. Irgendwann gibt man resigniert auf und akzeptiert die staatliche Grundsicherung als Normalzustand. Aber wer zufrieden abstinent werden will, muss raus aus der Jobcenter-Tretmühle und sich aktiv darum bemühen, mittels eigener Arbeitskraft im normalen Leben Fuß zu fassen. Denn dauerhaft ALG II führt mit hoher Wahrscheinlichkeit wieder zurück an die Flasche.

Wer sich beispielsweise auf Marktforschung am Telefon einlässt, muss bereit sein, sich als Pseudo-Selbstständiger bei einem Institut zu verdingen, das einen lausigen Stundenlohn zuzüglich variabler Erfolgsprämie pro durchgeführtem Interview bezahlt. Monatliche Rechnung, der Mikro-Freiberufler darf für sämtliche Sozialleistungen zu 100 % selbst aufkommen. Gemäß der Logik seines Auftraggebers könnte er ja noch bei zwei, drei weiteren Unternehmen beschäftigt sein. Bloß: Wie will er das zeitlich bewerkstelligen, wenn schon 50 (Netto-)Stunden pro Woche beim ersten Institut nicht ausreichen, um den Lebensunterhalt zu bestreiten? Für Paketfahrer und andere Low-Payment-(Schein-)Selbstständigkeit-Jobs sieht es bezahltechnisch nicht besser aus. Das System grenzt hart an Ausbeutung.

Da die meisten Langzeitalkoholiker wissen, welche Plackerei ihnen zu Beginn der Abstinenz bevorsteht, überlegen sie genau, ob der Weg zurück für sie überhaupt erstrebenswert erscheint. Oft gelangen sie zu dem Schluss, dass Weitertrinken von zwei schlechten Alternativen die bessere darstellt. Das Leben mit ALG-II-Unterstützung und häufigen Krankenhausaufenthalten ist dann verlockender als die finanziell stark bewölkten Erfolgsaussichten.

Zwei Haupt-Triebfedern fürs Weitertrinken

90 % der Abhängigen droht Altersarmut, egal ob sie konsumieren oder nicht. Diese Sorge lässt sich am schnellsten in Wodka ertränken. Ein Teufelskreis, aus dem kaum einer ausbricht. Es existieren zwar sogenannte Adaptionsprogramme, in denen Patienten unter therapeutischer Aufsicht ins Berufsleben zurückgeführt werden sollen. Allerdings sind diese zeitlich recht kurz dimensioniert (drei, vier Monate), oft müssen Praktika in Handwerksbetrieben akzeptiert werden.

Die Firmen unterbreiten nur in seltenen Fällen ein Übernahmeangebot: Der – bis zu diesem Zeitpunkt unter Aufsicht trockene – Alkoholiker wird nun in eine äußerst ungewisse Zukunft entlassen. In der Konsequenz werden die meisten binnen weniger Wochen rückfällig und sehnen sich in den ihnen vertrauten Schoß der Klinik zurück. Aus meiner Erfahrung heraus stellt die Sorge vor der Heimkehr in die – zumeist raue – Wirklichkeit einen der Hauptgründe dafür dar, dass viele Säufer vor dem Schritt in die Abstinenz zurückschrecken oder diese nach kurzer Zeit wieder abbrechen. Der Nutzen „Scheißjob" wird geringer als die Kosten „weiterer körperlicher Raubbau" angesehen.

Die Erfolgsquote des dauerhaften Absprungs bei Langzeittrinkern liegt im unteren einstelligen Prozentbereich, ganz stark verursacht durch die mangelhaften Berufsperspektiven für diese Patientengruppe. Wer es schafft, sich zwei Jahre in prekären Beschäftigungsverhältnissen durchzubeißen, dem winkt eventuell im Anschluss eine Wiedereinstellung im früheren Berufsfeld: sicher zu schlechteren Bezügen als zum Zeitpunkt des alkoholbedingten Ausstiegs, aber immerhin. Jedoch gibt es für dieses positive Ende natürlich keine Garantie. Also saufen viele lieber weiter bis zum bitteren Finale.

Was halten Sie von freiberuflichem Vertrieb, körperlicher Beschäftigung (die ist bei den meisten Trinkern in den vergangenen Jahren eh sträflich vernachlässigt worden) im Baugewerbe oder Meinungsumfragen mit Telefon- und Straßeninterviews? Nutzen Sie private Netzwerke. Vielleicht kennt irgendein Bekannter irgendjemanden, der temporär dringend eine Urlaubsvertretung für Sortiertätigkeiten im Zentrallager sucht. Alles nicht so Ihr Ding? Dann schreiben Sie halt einen Bestseller. Beispielsweise ein Zehn-Schritte-Programm, um vom Alkohol wegzukommen. Bei diesem Thema sind Sie doch mittlerweile Experte, oder?

Es hilft nichts: Wer erfolgreich – im Sinne von zufrieden – abstinent leben will, kommt um diesen Schritt nicht herum. Bei mir hat es nach zwei Jahren lausiger Entlohnung in einem Callcenter geklappt, und ich fand eine besser bezahlte Stelle mit Perspektive. Weshalb also sollte es ausgerechnet bei Ihnen nicht funktionieren? Hat niemand behauptet, dass der Beginn der Abstinenz supereinfach würde.

An dieser Stelle stoppe ich, setze eine neue Kanne Kaffee auf – mein Koffeinkonsum ist diametral entgegengesetzt zu meiner Alkoholreduktion angestiegen. Jaja, ist eine Form der Suchtverlagerung. Jedoch eine Sucht, die einen geistig nicht benebelt und mit der man durchaus 90 werden kann – und warte auf Veras Anruf. Obwohl sie mich gar nicht anzurufen braucht. Ich weiß auch so, was sie mich fragen würde: „Was ist mit Menschen wie Dieter, die noch ihren Job haben und nach Ende der Reha an ihren alten Arbeitsplatz zurückkehren? Was erwartet einen dort?"

Diese Frage ist berechtigt, allerdings nicht allgemeingültig zu beantworten. Kommt natürlich auf die Firma an, in die der frischgebackene Abstinenzler zurückkehrt. Und dort wieder auf die Abteilung.

Vielleicht sind sie im Marketing freundlicher zu reumütigen Sündern als im Rechnungswesen oder umgekehrt. Literaturverlage verzeihen Suff eher als metallverarbeitende Betriebe, oder es ist genau andersherum? Wer weiß das schon so genau? Die Statistik, in welcher Branche am meisten getrunken und verziehen wird, existiert nicht, sollte aber dringend erhoben werden.

Meier-Doornkaats Rückkehr ins Büro

Solange diese Statistik aber nicht vorliegt, müssen wir uns notgedrungen mit einem fiktiven Szenario behelfen. Wir erinnern uns an Meier-Doornkaat aus dem Export und lassen ihn statt der ambulanten dieses Mal eine stationäre Maßnahme durchlaufen: drei Monate auf dem Zauberberg. Die angebotene Verlängerung um vier Wochen hatte er ausgeschlagen: „Ich werde dringend im Betrieb zurückerwartet. Im Export geht alles wild durcheinander, seitdem ich abwesend bin."

Ausgestattet mit vielen guten Wünschen und dem Notfallkoffer im Gepäck fährt Meier-Doornkaat nach Hause und verbringt eine unruhige Nacht, weil er nicht weiß, was ihn am kommenden Morgen in der Firma erwartet. Werden die Kollegen ihn misstrauisch beäugen, ihn gar meiden? Was wird Tofuberger sagen? Wird er ihn in eine andere Abteilung versetzen oder vom Sachbearbeiter zum Sachbearbeiter-Aspiranten herunterstufen? Mit mulmigem Gefühl bricht Meier-Doornkaat am darauffolgenden Tag ins Büro auf. Schlimmstenfalls muss ich mich morgen beim Jobcenter melden, denkt er, während er in die S-Bahn steigt.

Wie erstaunt und erleichtert ist Meier-Doornkaat, als er überaus freundlich von den Kollegen empfangen wird.

„Ich wusste, dass du es schaffst“, sagt Müller.

„Du bist ein zäher Hund. Nicht totzukriegen“, lacht Schmitz und klopft ihm freundlich auf die Schulter.

„Wir haben immer an Sie geglaubt“, strahlt Kollegin Blumenschön ihn an.

Und auch die Unterredung mit Tofuberger, bei dem zwischenzeitlich eine Mandelmilch-Unverträglichkeit festgestellt wurde, was dem Abteilungsleiter sehr zu schaffen macht, er sich aber gegenüber der Belegschaft auf gar keinen Fall anmerken lassen will, verläuft harmonisch und konstruktiv.

„Falls Ihnen 40 Stunden anfangs zu viel sind, reduzieren wir gerne auf 30. Bei vollem Gehalt. Keine Abzüge wie im Hamburger Modell. Die Firma weiß, was Sie und Ihre Arbeit wert sind“, bietet Tofuberger an, während er Kuhmilch, die er zu Hause in eine Mandelmilch-Verpackung umgefüllt hat, für seinen veganen Cappuccino aufschäumt.

„Das ist überaus zuvorkommend von Ihnen“, antwortet Meier-Doornkaat, „aber ich werde es mit 40 probieren. Da ist so viel liegengeblieben in der Zeit meiner Abwesenheit. Mit 30 Stunden werde ich das nie und nimmer schaffen.“

„Ihre Entscheidung“, sagt der Abteilungsleiter, „Muten Sie sich jedoch bloß nicht zu viel zu. Lieber einen Gang runterschalten. Rom wurde auch nicht an einem Tag erbaut. Wir wollen vor allem, dass Sie gesund bleiben.“

„Das weiß ich sehr zu schätzen“, erwidert der nun sichtbar verlegene Meier-Doornkaat.

„Und falls irgendwann mal was sein sollte, egal ob beruflich oder gesundheitlich: einfach ohne Umschweife zu mir kommen. Meine Tür steht immer offen für Sie“, sagt Tofuberger noch. Dann ist die Unterhaltung beendet.

Das haben Sie aber jetzt *sehr* optimistisch dargestellt, Herr Autor, meinen Sie? So freundlich wird doch im Leben kein frisch genesener Schluckspecht im Büro empfangen? Okay, die Szene ist fiktiv, allerdings nicht an den Haaren herbeigezogen. Reuige Alkoholsünder werden erfahrungsgemäß schnell wieder in die Gesellschaft integriert. Und zwar aus folgenden Gründen:

- Alkohol ist eine Volksdroge: Nahezu jeder Erwachsene trinkt. Und jemand wie Meier-Doornkaat gehört eben zu den bedauernswerten 10 %, die den Konsum nicht beherrschen können. Was ihn für die Zeitdauer des täglich praktizierten Kontrollverlusts zwar aus der Gemeinschaft der Amateurtrinker verbannt, die ihn aber gerne erneut in die Arme schließt, sobald er wieder kontrolliert erscheint. Im Unterschied zu den Amateurtrinkern muss er für seine eigene Kontrolle allerdings trocken bleiben.
- Jeder kennt jemanden, der zu viel trinkt. Sei es ein naher Angehöriger, ein Kumpel aus dem Skat-Club oder eventuell Kollege Müller, der jedoch im Unterschied zu Meier-Doornkaat nur abends und nie am Arbeitsplatz säuft. Bei denen man sich schon oft den Mund fusselig geredet hat, endlich was zu unternehmen. Immer vergeblich. Da wirkt ein früher als hoffnungsloser Fall einsortierter Mensch, der gut erholt aus der Reha ins Büro zurückkehrt, wie ein Verkündiger der frohen Botschaft: Siehe da, ich war beinahe schon im Säuferhimmel und bin nun wider alle Befürchtungen und Unkenrufe geheilt und zum Bersten voll mit Tatendrang. An ihm können sich die anderen verlorenen Ich-schau-bei-jeder-Betriebsfeier-zu-tief-ins-Glas-Seelen aufrichten.

- Und wenn es nicht die frohe Botschaft der Abstinenz ist, dann dient der Heimkehrer zumindest als Projektionsfläche: Ich trinke zwar hin und wieder ebenfalls ein, zwei Tropfen zu viel. Aber dass es mit mir einmal so weit kommt wie mit dem Erzsäufer Meier-Doornkaat – unvorstellbar! Und schon fühlt sich Kollege Müller, der nur abends und am Wochenende die Rotweinpullen leert – jedoch nie während der Arbeitszeit heimlich auf der Toilette –, sehr erleichtert.
- Trockene Alkoholiker gelten als fleißige Mitarbeiter. Als ob sie das, was sie jahrelang schludern ließen, von nun an jeden Tag aufs Neue bis zur Verrentung wieder aufholen möchten.
- Und last but not least: Trockene Alkoholiker verfügen über ein hohes Resilienzniveau. Wer es geschafft hat, dem Tod von der Schippe zu springen, den hauen Büroärger und Kantinentratsch ganz sicher nicht mehr aus den Budapestern.

Die Kollegen: Ein Rest Skepsis bleibt

Um nicht missverstanden zu werden – bei aller Freundlichkeit des Empfangs verbleibt natürlich eine gewisse Skepsis. Kollegin Blumenschön wird ein paar Wochen lang Meier-Doornkaats Schubladen untersuchen, Müller übernimmt derweil die Aufgabe des Probeschnüffelns auf der Herrentoilette, und Tofuberger, den der Gedanke seines baldigen Outings als Kuhmilchtrinker plagt, überprüft die Konnossemente seines Untergebenen auf Rechen- und Tippfehler. Entwarnung im Sinne von „Misstrauen wird auf Null runtergefahren" tritt erst nach Monaten ein.

Irgendwann ist es der Blumenschön zu langweilig, in leere Schubladen zu schauen, Müller hat keine Lust mehr, immer sofort im Anschluss an Meier-Doornkaat aufs Klo zu rennen, und Tofuberger nimmt erfreut zur Kenntnis, dass die Fehlerquote in seiner Abteilung seit einem halben Jahr konstant niedrig ausfällt. Und Meier-Doornkaat scheint wie ausgetauscht zu sein. Dort, wo früher ein rotgesichtiger, schnell reizbarer Exportmitarbeiter ein gerade noch geduldetes Bürodasein fristete, sitzt heute ein gut gelaunter Mensch mit rosigem Teint, der ohne zu murren die doppelte Arbeit in der halben Zeit schafft. Ein echter Glücksfall für den Export, der genesene Meier-Doornkaat; gut, dass wir den nicht anderswohin versetzt haben, denkt Tofuberger und macht sich seufzend auf den Weg zum Oberabteilungsleiter, um dem die Kuhmilch-in-Mandelmilch-Verpackung-Geschichte zu beichten.

Hier wird mal wieder ein kleiner Exkurs fällig. Sie mögen keine Exkurse? Wer von uns mag schon Exkurse? Trotzdem muss es sein.

Den neugeborenen Meier-Doornkaat bis zur Rente in der Exportabteilung zu belassen, wo er es in ein paar Jahren zum Vize-Abteilungsleiter bringen wird – kann man machen. Meines Erachtens fällt diese Fantasielosigkeit jedoch in die Rubrik „Fehlallokation von Humankapital". Klingt sehr gestelzt? Ja, tut es. Ich will bloß demonstrieren, dass ich vor langer Zeit mal was Solides studiert habe, wo es immer gut ankam, solche komplizierten Begrifflichkeiten in Klausuren und Seminararbeiten einzustreuen. Weniger verschwurbelt ausgedrückt: Meier-Doornkaat dauerhaft im Export mit stinklangweiligen Konnossementen versauern zu lassen, bringt der Firma weniger Nutzen, als ihn zum Personaler umzuschulen. Den Ex-Schluckspecht Meier-Doornkaat zum Personaler umschulen – was für eine Schnapsidee ist das denn?, fragen Sie mich. Gemach, gemach – ich erkläre es Ihnen.

Wir müssen dafür ein paar Monate zurückspringen: Meier-Doornkaat an Tag 1 in der Reha. Eingeteilt in eine Gruppe – die von Klinik zu Klinik unterschiedlich groß dimensioniert ist und im Mittelwert zwischen acht und zehn Teilnehmern variiert – und aufmerksam das Programm studierend. Das sind ja acht Stunden Therapie am Tag. Das an fünf Tagen die Woche und wiederum drei Monate lang. Ergibt in der Summe knapp 500 Psycho-Einheiten. (Im Eifer des Gefechts hatte Meier-Doornkaat versehentlich Sport und Ergo ebenfalls hinzuaddiert. Wenn wir diese Stunden wieder abziehen, verbleiben aber immer noch locker 300 Psycho-Stunden). Wer das hinter sich gebracht hat und im Anschluss ein- bis zweimal pro Woche eine Selbsthilfegruppe besucht, ist fürs Leben psychologisch geschult. Nicht theoretisch geschult wie die diplomierten Psychologen, die das ja auch zehn bis zwölf Semester lang an der Uni studieren, aber praktisch geschult.

Weil einem nirgendwo so viele Märchen aufgetischt werden wie Politikerlebensläufen, bei der Wirtschaftsprognose fürs kommende Jahr und in Alkoholiker-Stuhlkreisen, lernt der aufmerksame Zuhörer hier viel fürs Leben. Zum einen lernt er ruhiges Zuhören (den anderen bei dessen Vortrag nicht unterbrechen, egal wie lange der Monolog auch dauern mag), zum anderen lernt er, Wahrheit, geschönte Wahrheit und Lüge voneinander zu unterscheiden. Beides Gaben, die in der betrieblichen Praxis von unschätzbarem Wert sind.

Und da man nicht zwanghaft ein studierter Psychologe sein muss, um in der Personalabteilung eines Unternehmens zu arbeiten, stellt sich mir seit Langem die Frage, warum man nicht das Potenzial trockener Alkoholiker dahingehend ausschöpft, sie verstärkt in diesem Bereich einzusetzen. Da, wo sie ihre neu erworbenen Fähigkeiten sinnvoll einbringen können, anstatt bis zur Rente im Export Zahlenkolonne an Zahlenkolonne zu reihen.

Niemand möchte, dass einem beim turnusmäßigen Personalgespräch ein Alkoholiker gegenübersitzt, meinen Sie? Niemand wird

Sie und Ihre Märchen so schnell durchschauen wie ein therapieerprobter Alkoholiker, antworte ich. Das ist es, was Ihnen in Wahrheit Sorge bereitet, oder? Und damit soll es an dieser Stelle auch schon wieder genug sein mit dem Alkoholiker-zu-Personalern-Umschul-Exkurs.

Um auf den herbeigesehnten und gleichzeitig herbeigefürchteten Tag 1 am alten Arbeitsplatz zurückzukommen: In der Mehrzahl der mir bekannten Fälle wird der Heimkehrer freudig in Empfang genommen. Firmen, die sich vom trinkenden Mitarbeiter trennen wollen, ziehen die Reißleine erfahrungsgemäß frühzeitig und schicken den Mann (oder die Frau) nicht erst in die Reha. Da die Kosten für Entzug und Entwöhnung überwiegend von Krankenkasse und Rentenversicherung getragen werden, geht's den Betrieben auch nicht ans Portemonnaie, wenn ein Exportsachbearbeiter drei Monate ausfällt. Dessen Arbeit wird dann solange auf die anderen Kollegen verteilt. Es ist eher die Ausnahme, dass für diese kurze Vakanz jemand Neues angeheuert wird. Daher stellt ein gesund zurückkehrender Mitarbeiter aus Unternehmenssicht einen Gewinn dar, für den auf der Sollseite kaum Kosten anfallen. Die Angst vor Tag 1 mag deshalb emotional verständlich sein, ist aber zumeist unbegründet.

ZIEL 6

Sie wissen nun, dass die Angst vor Tag 1 im alten Büro unbegründet ist. Falls Sie zur Gruppe der Erwerbslosen gehören, dann bewerben Sie sich noch aus der Reha heraus für einen neuen Job, um sofort Struktur in Ihr neues Leben zu bekommen und schnellstmöglich die Hartz-IV-Falle zu verlassen.

7. Unter Gleichgesinnten – die Selbsthilfegruppe

Selbsthilfegruppen sind – vor allem zu Beginn der Abstinenz – der Garant dafür, die ersten superschwierigen Monate trocken zu bleiben. Welche Sie besuchen, ist egal. Hauptsache, Sie besuchen eine.

Nun wollen wir uns mit dem zweiten essenziellen Baustein fürs Überleben in der rauen Wirklichkeit beschäftigen – der Selbsthilfegruppe, kurz SHG.

Wer dauerhaft trocken bleiben möchte, kommt um den Besuch einer SHG nicht herum. Was soll ich da? Die können mir auch nicht helfen; stinklangweilig, sagen Sie? Dann haben Sie die Sache immer noch nicht verstanden, antworte ich.

Speziell am Beginn der Abstinenz ist es wichtig, sich beständig mit Gleichgesinnten auszutauschen, sich in der Gruppe mitzuteilen, zu öffnen, zu berichten, weshalb der Alkoholkonsum derart aus dem Ruder gelaufen ist, ehrlich zu sein und sich an Kritik zu gewöhnen. Man kann den anderen Teilnehmern nahezu alles beichten, sie hören geduldig zu, geben Tipps, wie man die zwischendurch immer wieder auftretenden Phasen des Saufdrucks überstehen kann, vertrauen dir ihre Telefonnummern an, damit du sie anrufst und redest, anstatt deprimiert zur Flasche zu greifen. Nur eines darf man nicht tun: Unsinn zum Besten geben oder die Gruppe gar anlügen. In diesem Fall können die Reaktionen heftig ausfallen. Ein Fehler, den Neulinge gerne machen, weil sie die Expertise ihres Publikums unterschätzen. Bei den Treffen kann es deshalb schnell ungemütlich werden, sobald sich ein Teilnehmer entweder als lernresistent erweist oder gar gegen den Kodex der Abstinenz verstößt.

Die Geschichte von Kalle, dem Lokführer

Ich erzähle in diesem Zusammenhang gern die Geschichte von Kalle, dem Lokführer. Den lernte ich vor Jahren beim Kreuzbund kennen. Was Karl-Heinz, wie er mit vollem Namen hieß, zugestoßen war, kann man mit Fug und Recht als unglücklich bezeichnen. An einem noch nicht lange zurückliegenden nasskalten und neblig-trüben Novemberabend stand ein 56-jähriger Prokurist auf dem Geländer einer Brücke, die sich über die Bahnstrecke Köln-Koblenz spannt, und sprang von dort vor den mit Tempo 100 heranbrausenden Regionalzug, und zwar frontal auf die Rundumverglasung des Führerhauses, wo der Schädel des Unglücklichen vor Kalles Augen platzte und der Körper langsam nach unten glitt, um von den Rädern der Doppelstockwagen völlig zermalmt zu werden. Mit der rechten Hand hielt der Mann noch seine Aktentasche fest umklammert.

Die doppelte Tragik bestand darin, dass Karl-Heinz die Route an diesem Tag nur deshalb befuhr, weil er für einen kurzfristig erkrankten Kollegen eingesprungen war. Wie oft hatte er uns erklärt, dass er den Moment verfluchen würde, in dem er sich gutmütig dazu hatte überreden lassen, die Rheinseite zu wechseln. Kalle haderte seitdem mit sich und der Welt und trank mehr, als für ihn bekömmlich war.

Nach einigen Wochen fielen seine krankheitsbedingten Fehlzeiten und die Schnapsfahne, die er trotz kiloweise Pfefferminzpastillen nicht dauerhaft übertünchen konnte, sowohl Kollegen als auch Vorgesetzten auf. Da ein Lokführer mit Alkohol im Blut eine potenzielle

Gefahr für Passagiere und Allgemeinheit darstellt, beorderte ihn sein Chef zum außerplanmäßigen Routinecheck beim Betriebsarzt. Leberwerte im Keller, die allgemeine Konstitution glich eher einem 60- denn einem 40-jährigen, einfachste Denksportaufgaben bereiteten Karl-Heinz große Mühe.

Nach Rücksprache mit einer auf Suchtfragen spezialisierten Psychologin wurde Kalle bis auf Weiteres vom Dienst suspendiert mit der Auflage, sich einer ambulanten Therapie zu unterziehen. Hierzu gehörte ebenfalls der Besuch der Dienstagabend-Selbsthilfegruppe des Kreuzbunds. Und jetzt saß er seit nunmehr über sechs Monaten in unserer Runde, lamentierte und erzählte in Dauerschleife immer wieder denselben traurigen Hergang. Nachdem wir ihm anfangs mit offenen Mündern gelauscht und mehrmals unser Bedauern über den unseligen Vorfall ausgesprochen hatten, ermüdete uns die Story mittlerweile doch sehr.

„Passiert ist passiert. Kannst du heute eh nicht mehr ändern", pflegten wir ihm zu antworten. Jedoch stellte ihn unsere Reaktion nie länger als zehn Minuten zufrieden; dann meldete er sich erneut zu Wort, um uns eine weitere Einzelheit des Unglücks, die wir angeblich noch nicht kannten, zu schildern. Eine SHG-Nervensäge, wie man sie in vielen Gruppen antrifft und die es stoisch zu ertragen gilt. Mit allerdings der Besonderheit, dass Kalle nicht ganz freiwillig bei uns war, sondern einer Anweisung seines Arbeitgebers folgte. Mit zunehmender Dauer des Programms – seine ambulante Therapie war auf eineinhalb Jahre ausgelegt – wurde Karl-Heinz zusehends empfindlicher in Bezug auf Kritik. Und Kritik am Sprecher ist beim Kreuzbund – im Unterschied zu den Anonymen Alkoholikern – erlaubt und wurde von der Gruppe auch bei jeder Sitzung praktiziert.

Denn instinktiv spürten wir, dass Kalle keine Fortschritte machte. Weder war er willens, uns die Brückenspringer-Geschichte zu ersparen, obwohl wir sie mittlerweile auswendig mitmurmeln konnten, noch zeigte er Einsicht, dass sein Alkoholproblem älter war als das tragische Unglück und der Novemberabend den finalen Auslöser, aber nicht den Urgrund bildete.

Darauf angesprochen beharrte er störrisch darauf, bis zu diesem Datum nur hin und wieder ein Gläschen getrunken und erst im Nachgang des Unfalls zur Flasche gegriffen zu haben. Ein Märchen, das schon deshalb nicht stimmen konnte, weil seine Leberwerte, die wir kannten, glasklar auf jahrelangen Missbrauch hindeuteten. Sobald wir ihm das auf den Kopf zusagten, sprang er beleidigt auf und wollte das Meeting verlassen. Was er jedoch nicht durfte, weil er sonst gegen seine Reha-Auflage verstoßen hätte. So blieb er dann den Rest des Abends missmutig sitzen und grummelte vor sich hin.

Als er uns im Sommer die Nachricht übermittelte, er habe sich am Nachmittag zwei Stück Schwarzwälder Kirschtorte schmecken lassen, da sei überhaupt nichts Schlimmes dabei, brach der zu erwartende Kritik-Tsunami über Kalle herein, denn in unserer Gruppe gab es viele strenge Abstinenzler, die von Schwarzwälder-Kirschtorte-Experimenten überhaupt nichts hielten. Er sei leichtsinnig, würde grob-fahrlässig das in ihn gesetzte Vertrauen aufs Spiel setzen, liefe Gefahr, aus dem Programm zu fliegen und damit seinen Job zu verlieren. Karl-Heinz lief rot an, schrie: „Ihr könnt mich alle mal!“, sprang auf und knallte die Tür hinter sich zu.

„Das war's“, sagte ich, „Den sehen wir nie wieder.“

„Wenn er im Programm bleiben will, kommt er zurück“, meinte Regina, die an diesem Tag die Gruppe leitete.

„Der lässt sich gleich volllaufen. Dem ist das Programm heute völlig egal.“

„Wenn er einen Rückfall baut, bin ich gespannt, ob er uns darüber offen berichten wird“, sagte Reinhold, der neben mir saß.

„Falls nein, dann ist hier Ende Gelände. Muss er sich ’ne andere Gruppe suchen, die sich Woche für Woche geduldig seine Lügengeschichten anhört“, sprach Regina das Schlusswort.

Alkohol-Selbsthilfe ist kein Kuschelprogramm

Klingt alles *sehr* streng in Ihren Ohren? Selbsthilfe ist kein Kuschelkurs. Natürlich können Rückfälle passieren und diese werden von der Gruppe auch verziehen. Allerdings muss der Konsum ohne Wenn und Aber zugegeben und aufrichtig bereut werden. Andernfalls droht der Ausschluss.

Der Grundgedanke lautet: Hilfe zur Selbsthilfe. Die Mitglieder schildern ihren Alltag, erzählen von ihren Sorgen und Erfolgen. Sie ermuntern sich gegenseitig, in dem Bemühen um Abstinenz nicht nachzulassen. Jeder spricht nur über sich, Zuhören ist wichtig, Vertraulichkeit wird garantiert. In vielen Gruppen gibt es Paten, die sich um die Neuankömmlinge kümmern. Die kann man, wenn man Saufdruck verspürt, auch mitten in der Nacht anrufen und so lange mit ihnen quatschen, bis man sich wieder beruhigt hat. Ohne Scheu und Hemmungen, denn die Paten haben das alles selbst erlebt. Hier unterstützen Praktiker den Praktiker. Was nicht heißen soll, dass man nicht ebenfalls klugscheißende Idioten in den SHGs antrifft. Weshalb sollte es dort anders sein als im realen Leben oder in der Suchtklinik? Die Bereitschaft zuzuhören und im Bedarfsfall zu helfen, ist allerdings groß. Genau das ist schließlich das Erfolgsrezept der Gruppen.

Selbsthilfe für Suchtkranke wird von mehreren Organisationen angeboten. Die bekanntesten heißen: Kreuzbund, Blaues Kreuz, Guttempler, Diakonie, Freundeskreise und Anonyme Alkoholiker (AA). Einen Sonderfall stellt die therapeutische Gruppe (TG) dar, die von einem Psychologen geleitet wird. Diese Variante ist allerdings gebührenpflichtig. Die Übernahme der Kosten kann bei der Krankenkasse beantragt werden. Insgesamt gibt es rund 7000 Gruppen mit geschätzt zwischen 80000 und 100000 regelmäßigen Besuchern in Deutschland.

Die Treffen dauern zumeist 90 bis 120 Minuten, maximal drei Stunden. Während sich Kreuzbund, Blaues Kreuz, Guttempler etc. einzig in der Zusammensetzung der jeweiligen Teilnehmer unterscheiden und ansonsten vom Ablauf der Sitzungen her identisch sind, hebt sich das Konzept der AA doch etwas ab. Hier sind keine Fragen an den Vortragenden erlaubt. Diese Vorgehensweise soll sicherstellen, dass niemand aufgrund befürchteter Kritik schweigt. Die Teilnehmer berichten deshalb sehr offen; das Prinzip des Nichtunterbrechens führt jedoch mitunter zu langen, ermüdenden Monologen.

Mir hat das 30-Tage-Programm der Anonymen Alkoholiker vor zehn Jahren sehr dabei geholfen, den ersten Monat der Abstinenz zu meistern. So brachte ich die abendliche Hochrisiko-Rückfallzeit im geschützten Raum gut hinter mich. Das muss nicht jeder so machen, allerdings empfehle ich, anfangs lieber einmal zu viel als einmal zu wenig eine Versammlung aufzusuchen.

Jeder Neuling sollte ein paar SHGs testen, bevor er sich für die für ihn am besten geeignete entscheidet. Die Entschuldigung „Ich habe nichts gefunden, das zu mir passt“ bedeutet bloß, dass Sie keinen Bock haben, unverblümt über Ihr Problem zu sprechen. Zwischen der Weigerung, sich zu öffnen, hin zum nächsten Testlauf mit dem Alkohol steht bei vielen Trinkern nur ein kleines Glas Bier.

Nicht jeder, der zufrieden drogenfrei lebt, kreuzt zwar regelmäßig in einer Gruppe auf, aber gerade in der Anfangszeit der Umgewöhnung ist es enorm wichtig, den häufigen Kontakt zu anderen Ausstiegswilligen zu suchen und zu begreifen, dass man nicht der Einzige ist, der den harten Kampf gegen seine Dämonen aufgenommen hat. Gemeinsam kämpft es sich doch gleich um einiges leichter. Es schadet nicht, wenn man diese Angewohnheit auch noch in Jahr 10 oder 20 oder 30 der Abstinenz beibehält.

Wobei der Rhythmus der Besuche individuell ist. Ich kenne einige, denen es reicht, im Ein-Jahre-Turnus bei einem Meeting aufzukreuzen, dort stumm zuzuhören, zu verschwinden und erst zwölf Monate später wieder bei den AA gesehen zu werden. Die es aber trotz dieser stark reduzierten SHG-Präsenz schaffen, abstinent über die Runden zu kommen. Das ist der Typ Einzelkämpfer. Der ist jedoch eher selten vertreten. Dem Ich-brauche-Gleichgesinnte-um-stabil-zu-bleiben-Kandidaten begegnet man weitaus häufiger. Falls Sie sich unsicher sind, welcher der beiden Ausprägungen Sie angehören: im Zweifelsfall besser die Ich-brauche-Gleichgesinnte-Variante ankreuzen.

Ernüchternde Statistik

Hier eine ernüchternde oder aufmunternde Statistik – kommt auf den Blickwinkel an, aus dem Sie die Zahlen betrachten:

Dauer der Trockenheit (in Jahren)	in %
< 1	12,83
2	7,64
3	5,53
4	4,88
5	4,35
6–10	16,66
10–15	14,13
15–20	11,00
21–25	10,93
25–30	7,59
> 30	4,46

Quelle: Anonyme Alkoholiker (mehrjährige Zufallsstichprobe unter AA-Meeting-Teilnehmern)

Sind ja zum Ende hin nicht gerade viele, die übrig bleiben, geben Sie zu bedenken? Wer sagt denn, dass Sie nach der ganzen Sauferei noch mehr als 25 Jahre vor sich haben?, antworte ich. Ohne SHG sähe Ihre Überlebensprognose deutlich düsterer aus. Vielleicht haben Sie ja Glück und sind bei den 10 %, die es zwei Jahrzehnte schaffen, die Finger vom Fusel wegzulassen. Eine 100-%-Garantie auf den Nicht-Rückfall gibt es eben nicht. Liegt nur an Ihnen, was Sie aus Ihrem trockenen Leben machen und wie lange es Ihnen gelingt, die Abstinenz durchzuziehen.

Selbsthilfegruppen sind – vor allem zu Beginn der Abstinenz – *der* Garant dafür, die ersten superschwierigen Monate trocken zu bleiben. Welche Sie besuchen, ist egal. Hauptsache, Sie besuchen eine.

Was mit Kalle passiert ist, wollen Sie noch wissen? Keine Ahnung. Aufgetaucht ist er bei uns nicht mehr. Auch in anderen Gruppen im regionalen Umkreis wurde er nicht gesichtet. Man munkelte damals, er habe das Programm noch am selben Abend geschmissen, den Job als Lokführer an den Nagel gehängt, die Stadt verlassen und tränke nun mehr als vorher. Ob das alles stimmt, kann ich nicht beurteilen. Ich hoffe für ihn, dass er die Kurve trotz der Schwarzwälder Kirschtorte doch irgendwie hinbekommen hat.

ZIEL 7

Sie haben erkannt, wie immens wichtig der regelmäßige Besuch einer Selbsthilfegruppe für Sie ist.

8. Was triggert: wen, wann, wie, wo und warum?

Vorsicht ist eine Tugend. Speziell für trockene Alkoholiker. Allerdings triggert nicht jede potenzielle Gefahr bei jedem Ex-Trinker gleichmäßig stark. Weshalb wir uns an dieser Stelle mit der Frage beschäftigen wollen: Was geht, und vor allem, was geht nicht?

Jede Menge Hirnschmalz wird von trockenen Alkoholikern in die Klärung der Frage investiert: Was triggert wen, wann, wie, wo und warum? Da der wichtige Begriff bisher noch nicht erklärt wurde, wollen wir es an dieser Stelle endlich tun.

„Trigger" bedeutet übersetzt „Auslöser". Also *der* Schlüsselreiz, der einen Menschen dazu animiert, zur Flasche zu greifen. Der Auslöser schnappt im mentalen Bereich zu. Soll heißen: Ein Rückfall geschieht in den meisten Fällen deshalb, weil der (vorher eine Zeit lang enthaltsame) Alkoholiker etwas sieht, riecht, erlebt, das ihn zwanghaft dazu treibt, beim Italiener, wo er gerade eine Pizza Funghi zuzüglich Mineralwasser medium gassata verzehrt, plötzlich wie von einem bösen Geist ferngesteuert ein Glas Valpolicella Classico zu bestellen und in zwei Zügen zu leeren.

Nun ist ein trainierter Trinker – auch wenn er ein bisschen aus der Übung gekommen ist – von 0,2 l Valpolicella Classico natürlich nicht granatenvoll; eine berauschende Wirkung wird entweder völlig ausbleiben oder sich in bescheidenen Grenzen halten. Theoretisch könnte er mithin nach einem Glas Rotwein wieder stoppen und die Abstinenz fortsetzen. *Aber* – und das ist ein fettes Aber – es entstehen sofort nach dem Konsum fatale Gedankenketten à la:

- Ich habe gesündigt. Jetzt hilft nur noch der Gang in die Notfallambulanz, um mir den Magen auspumpen zu lassen.
- Hat doch gut funktioniert. Morgen probiere ich es ein weiteres Mal.
- Jetzt ist eh alles egal. Dann kann ich auch gleich ein paar Wochen weitersaufen.

Weil also der Trigger der Vater aller Rückfälle ist, entbrennen in den Alkohol-Foren häufig Glaubenskriege darüber, was geht und was nicht geht. Hierbei sind vereinfacht betrachtet drei Lager zu unterscheiden:

A. Die Strengen

Kein Tropfen und *kein* Nanogramm Alkohol darf dem abstinenten Körper zugeführt werden. Weder in flüssiger noch in fester Form (beispielsweise in Torten oder Pralinen). Auch Speisen, in denen mit Alkoholaromen hantiert wird, sind unbedingt zu meiden. Mundwasser, in dem vereinzelte Spritzer Alkohol enthalten sind, ist Teufelswerk. Dabei ist völlig gleichgültig, ob sich der (trockene) Alkoholiker die Minimaldosis mit voller Absicht oder versehentlich zugeführt hat. Umgehend erschallt der Ruf: „Du hast einen Rückfall gebaut. Begib dich *sofort* in ärztliche Obhut. Lass deinen körperlichen Zustand durchchecken und dich mental untersuchen. Und danach ab in die SHG zur reumütigen Beichte."

Diese Gruppe hat natürlich große Probleme mit Alkoholwerbung in TV, Printmedien und auf Plakattafeln und appelliert an ihre Mitglieder, sämtliche Festivitäten, auf denen Alkohol kredenzt wird, zu meiden oder sofort zu verlassen, sobald das erste Bier gezapft wird, Motto: Der Rückfall ist immer und überall.

B. Die Verharmloser

Alkohol ist Teil unserer Trinkkultur, bekommt man hier zu hören. Nur, weil *ich* ein Problem damit habe, kann ich ja schlecht allen anderen, die mit dem Stoff gut zurechtkommen, die Freude daran verderben. Zudem ist mein Problem mit Alkohol gar nicht so groß. Ich kann mir durchaus hin und wieder ein Gläschen genehmigen, ohne dass bei mir die Gefahr besteht, die Angelegenheit liefe aus dem Ruder. Auf runden Geburtstagen und auf Betriebsfeiern lasse ich mir deshalb ein Glas Sekt schmecken. Ich will schließlich nicht als Spaßbremse dastehen. Bloß, weil ich bereits zehnmal in der Entgiftung war, bedeutet das ja nicht, dass ich zwangsläufig ein elftes Mal dorthin muss. Ich habe die Sache mittlerweile unter Kontrolle und kenne mein Limit. Hier gilt das Motto: *trial and error* – zu 99,9 % endet es im *error* und in der elften Entgiftung.

C. Diejenigen, die zwischen A. und B. oszillieren

Das ist das meiner Beobachtung nach größte der drei Lager. Alkoholiker, die nicht bei jedem Bissen in ein Stück Torte oder beim Lecken an einer Kugel Amaretto-Eis einen Nervenzusammenbruch bekommen, die nicht jede Packungsbeilage eines Fertiggerichts akribisch nach Nanogrammspuren Ethanol absuchen, die auch mal ein Mundwasser mit Alkohol benutzen und im Supermarkt durch die Spirituosenabteilung spazieren können, ohne direkt im Anschluss an die böse Tat den Rückfall vor Augen zu sehen.

Es gibt innerhalb dieser Gruppe natürlich Teilnehmer, die stärker zu A oder mehr zu B tendieren. Auch hier sind Abstufungen hinsichtlich der Beantwortung der Frage „Was geht bzw. was ist (noch) ungefährlich?“ zu beobachten. Jedoch trifft man hier auf keine Hardcore-Abolitionisten wie bei A und keine Ein-Gläschen-kann-doch-keine-Sünde-sein-Relativierer der Gruppe B.

Ich selber sortiere mich in C ein und werde Ihnen nun *meinen* Standpunkt zur Was-triggert-wen-Problematik näherbringen. Zuerst einmal muss klar sein, dass kein Alkoholiker zwischendurch mal einfach aus spontanem Spaß an der Freud an einem Gläschen Sekt nippen kann. Völlig egal, ob es sich um den 95. Geburtstag von Großtante Mizzi, das 25. Jubiläum des örtlichen Harley-Davidson-Clubs oder die Feier anlässlich der Beförderung des Kollegen Kasperski zum stellvertretenden Leiter der Innenrevision handelt.

Strenger Grundsatz: Alkohol in flüssiger Form und wissentlich genossen geht überhaupt nicht!

Und wenn man Alkohol versehentlich zu sich nimmt?

Unterhalb der Schwelle „flüssig und wissentlich" wird es zur Glaubens- und Kopfsache: Sie ordern beim Sommerfest des Kindergartens Bullerbü bei der netten Mutter von Natalie einen alkoholfreien Mai Tai, und die nette Mutter mischt Ihnen – ohne dass Sie es mitbekommen – aus Dankbarkeit, weil Sie vorgestern Abend 90 Minuten auf Natalie aufgepasst haben und weil sie von Ihrem Problem nichts weiß, 0,4 cl Baccardi in die orange-gelbe Plörre mit rein, was Sie jedoch erst beim zweiten Schluck bemerken. Dann

- sollten Sie den Cocktail nach dem zweiten Schluck entweder in einen Blumenkübel kippen oder mit dem Satz „Kann ich leider nicht trinken, denn ich bin trockener Alkoholiker" der verdutzt blickenden Natalie-Mutter zurückgeben,
- passiert nichts, unter der Voraussetzung, dass Sie nicht zu Gruppe A gehören.

Alkohol in flüssiger Form ist immer Mist. Aber wenn Sie versehentlich zwei Schluck davon konsumieren, geht im Anschluss nicht sofort die Welt unter (Das gilt ebenfalls für Pralinen, in denen Likör/Weinbrand/Schnaps enthalten ist).

Alkohol in Lebensmitteln: Ich persönlich kann sowohl das Nanogramm Wein in Weingummis als auch das Rumaroma in Omas Nusskuchen von Dr. Oetker oder abgekochten Dornfelder in Bratensoßen verzehren. Die Gerichte lösen bei mir nichts aus. Der reine Geschmack triggert nicht. Das ist aber nicht bei jedem trockenen Alkoholiker so. Ich kenne viele, die einen Heidenrespekt vor Schwarzwälder Kirschtorte haben. Und das ist auch völlig okay. Jeder muss für sich selbst entscheiden, was er sich zutrauen will und was nicht.

Der eine kann Fassbrause und Malzbier gefahrlos konsumieren, der andere nicht. Der eine kann problemlos mit Mundwasser gurgeln, in dem Spritzer Alkohol enthalten sind, dem anderen tritt bei derselben Übung im Nachgang der Angstschweiß auf die Stirn.

Die einen können im Supermarkt sorgenfrei an den Schnapsregalen vorbeispazieren, die anderen müssen bei jedem Einkauf einen Slalomparcours absolvieren, um bloß nicht mit dem Williams Christ ihrer Vergangenheit konfrontiert zu werden.

Die einen schaffen es, auf Betriebsfeiern nüchtern und emotionslos bis zum Schluss dabei zuzusehen, wie sich die Kollegen langsam volllaufen lassen und sich im Halbrausch auf den Korridoren und den Toiletten gegenseitig befummeln, bevor sie (die Kollegen) sich auf denselben Toiletten übergeben, während die anderen dieselbe Betriebsfeier sofort verlassen, sobald das erste Plopp eines Sektverschlusses erklingt.

Jeder trockene Alkoholiker muss für sich selbst entscheiden, was geht und was zu stark triggert. Wobei diese Dinge nicht starr sind. Was ich zu Anfang meiner Abstinenz nicht ertragen konnte (z. B. Schnapsregale im Supermarkt, Betriebsfeiern nach Mitternacht), kann ich heute ohne mit der Wimper zu zucken meistern.

Daher sollte der trockene Alkoholiker die Trigger-Sache schon ernst nehmen, wenn er nicht Gefahr laufen will, nach der zehnten Weinbrandpraline doch rückfällig zu werden. Mich beispielsweise triggern nach wie vor Biergartenbesuche im Sommer: Die Sonne brennt heiß von einem azurblauen Himmel herab, neben mir sitzt eine Gruppe Mountainbiker, die fröhlich ein Weizen nach dem anderen bestellt. In solchen Momenten bekomme ich Durst und denke wie ein kleines Kind: Warum dürfen die das trinken und ich nicht, der ich doch ebenfalls so viel Sport treibe und mir ein Glas Bier durchaus verdient hätte?

Was ich dann tue, fragen Sie mich? Ganz einfach: aufstehen und den Biergarten verlassen. Ob ich noch mal in denselben Biergarten gehen werde, möchten Sie noch wissen? Warum nicht? Es ist ein schöner, idyllisch am Rhein gelegener Platz. Und nicht jedes Mal ist es Hochsommer, und nicht jedes Mal sitzen Schneider Weisse trinkende Mountainbiker neben mir.

Und bevor Sie jetzt vorschnell mit mir schimpfen – ich komme mit meiner Art, mich mit Alkohol zu konfrontieren bzw. ihn zu meiden, bisher gut zurecht. Und „bisher“ bedeutet zum Zeitpunkt des Schreibens dieses Ratgebers zehn Jahre.

Unverbindlicher Tipp: Gehen Sie anderen mit Ihrer persönlichen Alkohol-Vermeidungs-Philosophie bloß nicht zu sehr auf den Wecker! Wir sind alle erwachsen, wir wissen, dass Alkoholkonsum zum Rückfall führen kann, und haben – aufbauend auf diesem Wissen – jeder im Laufe der Jahre unsere individuellen Vorsichtsmaßnahmen entwickelt.

Der Glaubenskampf um die irrtümlich verzehrte Weinbrandpraline führt zu nichts. Viel wichtiger hingegen ist es, dass Sie für sich individuell definieren, was Sie sich zumuten können und was nicht. Falls bei Ihnen bereits bei Nusskuchen mit Rumaroma das Ende der Fahnenstange erreicht ist, dann ist es eben so. Für Ihren Nachbarn in der SHG ist es der Anblick der Flachmänner an der Supermarktkasse und für mich die Gruppe Weizen-trinkender Mountainbiker im Biergarten. In den Köpfen von uns Alkoholikern geht es unterschiedlich zu. Und damit wollen wir jetzt ans Ende des Abschnitts „Wen triggert was und wann?“ gelangen. Es warten schließlich noch zwei weitere Kapitel auf uns.

ZIEL 8

Verinnerlichen, dass man als trockener Alkoholiker zeitlebens gefährdet bleibt und deshalb ständige Achtsamkeit als überlebenswichtige Tugend akzeptieren. Sich Alkohol niemals bewusst genehmigen. Alles unterhalb dieser Schwelle ist individuelle Kopf- und Glaubenssache.

9. Saufdruck noch nach Jahren?

Weshalb es einen auch noch nach zehn Jahren erwischen kann, und warum man dann trotzdem nicht verzweifeln sollte.

Rückfall: Dieser Begriff gellt in den Ohren trockener Alkoholiker ähnlich schrill wie „Weihwasser“ für Vampire und „Abstieg“ für Fußballfans. Niemand möchte einen Rückfall erleben. Auch ich nicht, der ich 30-mal entgiftet habe, also 30-mal rückfällig wurde und weiß, dass es in der Entzugsabteilung nur halb so dramatisch zugeht, wie man sich das als Nicht-Alkoholiker schaudernd ausmalt. Nach der Entgiftung fühlt man sich auf jeden Fall besser als vorher. Aber auf Nr. 31 habe ich genauso wenig Lust wie Sie auf eine Magenspiegelung ohne Narkose. Selbst für (viel) Geld nicht.

Warum ist das so? Woher rührt die Angst trockener Alkoholiker vor einem Rückfall? Um diese Frage zu beantworten, müssen wir etwas tiefer in die Psyche des Süchtigen eintauchen.

Jeder Abhängige – egal, welche Substanz er sich reingepfiffen hat – weiß, dass er zeitlebens auf Bewährung ist. Auch wenn er es ein paar Jahre lang geschafft hat, die Finger von dem ihn süchtig machenden Zeug zu lassen, spürt er unterschwellig, dass draußen und in ihm drin stets Gefahren der Kategorie „American Psycho meets Yorkshire Killer“ lauern.

Bei meiner Entgiftung Nr. 17 oder 18 – vielleicht war es auch Nr. 23, ich kam irgendwann mit der Zählung durcheinander – traf ich auf dem Flur vor dem Glaskasten, in dem um 18 Uhr mal wieder die Tablettenausgabe auf dem Programm stand, eine ältere Frau, die ich bisher noch nie in der Klinik gesehen hatte. Sie weinte hemmungslos.

„Warum weint die?“, erkundigte ich mich bei Jupp, weil der von uns allen immer am besten informiert war.

„Wegen ihrem Rückfall“, antwortete der.

„Deshalb heult die?“, fragte ich. „Wir sind doch alle hier wegen unserer ständigen Rückfälle.“

„Aber nicht nach zehn Jahren wie diese Frau hier“, sagte Jupp.

„Oh!“, sagte ich.

Damals dachte ich ruppig über diese Angelegenheit. Soll sie doch froh sein, dass sie zehn trockene Jahre hatte, ging es mir durch den Kopf. Davon geht die Welt doch nicht unter, wenn man alle zehn Jahre mal in der Entgiftung aufschlägt. Was soll ich denn sagen? Ich komme im Abstand von drei Wochen hierher. Luxussorgen hat diese Frau, grummelte ich vor mich hin.

Heute, im Bewusstsein von selbst zehn Jahren Abstinenz, sehe ich es allerdings anders. Niemand, der den Ausstieg ein paar Jahre lang geschafft hat, möchte jemals die Klinik wieder von innen sehen. Das kann man nicht mit den Fließband-Rückfällen während der nassen Periode vergleichen. Nach zehn Jahren kommt einem der Rückfall wie eine Bankrotterklärung vor, während sich in der aktiven Saufphase ein Gewöhnungseffekt an die stationäre Unterbringung einstellt, der sich bei manchem bis hin zur Hospitalisierung steigert.

Ich selbst fühlte mich eine Zeit lang drinnen genauso wohl oder mies wie draußen auf freier Säuferwildbahn. Mir war egal, ob ich auf dem verschlissenen Sofa in meiner kleinen Bude, der Parkbank am Flussufer oder im Raucherzimmer der Geschlossenen saß. Hauptsache, ich hatte entweder ausreichend zu trinken im Kühlschrank oder alternativ genügend Entgiftungspillen in der Blutbahn und ein warmes Dach überm Kopf. Viel mehr interessierte mich damals nicht.

Die Geschichte mit der hemmungslos auf dem Flur weinenden älteren Dame machte mir im Nachgang Folgendes klar:

- Man kann sich selbst nach zehn Jahren niemals ganz sicher fühlen.
- Wir Alkis bleiben bis zum Lebensende tickende Zeitbomben.
- Auch nach Jahren der Abstinenz genügt *ein* Glas Sekt oder Bier oder Wein oder was einem sonst noch so alles auf einer Betriebsfeier angeboten wird, um vier Wochen später wieder komatös in die Klinik eingeliefert zu werden. Das Suchtgedächtnis vergisst nichts.
- Man darf deshalb bei der eigenen Achtsamkeit nie schludern. Vorsicht ist eine Tugend.

Leichtsinn kommt vor dem Rückfall

Was treibt eine seit einer halben Ewigkeit abstinent lebende Frau dazu, plötzlich sämtliche guten Vorsätze über Bord zu werfen? Ihren Job, ihre Partnerschaft, letztlich ihr Leben für ein Glas Sekt zu riskieren? Denn mit einem Piccolo im Mallorca-Urlaub ging es bei ihr los. Dass Alkohol für sie auch in minimaler Dosis genossen supergefährlich ist, wusste sie nach tausend SHG-Besuchen ganz bestimmt. Für dieses irrationale Verhalten kommen zwei Beweggründe in Frage:

a) Leichtsinn. Der Gedanke, man sei nach zehn Jahren derart gefestigt, dass einem ein Gläschen ganz bestimmt nichts anhaben kann. Dass man jetzt, nach so langer Abstinenz, alles im Griff hat und nun wieder kontrolliert trinken kann. So wie früher in der wunderschönen Zeit, als man noch nicht zum Alkoholiker mutiert war.

b) Das Wiedererleben von Auslösern, die man entweder verdrängt und/oder nicht richtig aufgearbeitet hatte. So führen oft kriselnde Partnerschaften zu einem Rückfall in alte, schlechte Angewohnheiten. Beim anderen kann es eine Hiobsbotschaft vom Internisten sein, die ihn zurück zur Flasche katapultiert. Der Dritte ärgert sich grün und blau über eine Steuernachzahlung und spült den Ärger mit zwei Bier runter. Resultat in allen drei Fällen dasselbe: Der Alkohol dämpft ein paar Tage lang das negative Gefühl ab. Um diesen angenehm betäubten Zustand zu erreichen, muss jedoch die Dosis täglich erhöht werden. Nach vier Wochen endet es im Komasuff. Und das auslösende Problem wurde derweil völlig aus den Augen verloren und natürlich nullkommanull in Angriff genommen.

Das klingt gar nicht gut, meinen Sie? Selbst nach zehn Jahren kann ich nicht sicher sein, ob ich dauerhaft abstinent bin? Wozu soll ich mich dann überhaupt dieser Tortur aussetzen, wenn es mich auch noch nach so langer Zeit täglich erwischen kann?

Das ist eine durchaus berechtigte Frage, auf die es aber eine durchaus beruhigende Antwort gibt. Nach zehn Jahren Abstinenz ereilt niemanden der unbezähmbare Saufdruck überraschend und unausweichlich wie eine Naturkatastrophe à la Tsunami, bei der kaum Zeit für Vorwarnung und Evakuierung bleibt. Beim Alkohol gibt es hingegen eine allmähliche Anflutungsphase. Die besteht darin, dass Hindernisse, deren Überwindung man sich aus irgendwelchen Gründen nüchtern nicht mehr zutraut, fiktional unter Zuhilfenahme von Bier, Wein, Schnaps „gelöst“ werden sollen. Dieser fatale Drang wird täglich stärker. Im Selbsthilfegruppenjargon bezeichnet man das mit „zu viele nasse Gedanken“.

Man merkt selbst, ob das eigene Denken negativer wird, man nicht mehr an seine eigenen Kräfte glaubt, sich einen Rausch herbeisehnt, um abschalten und vergessen zu können, auf einmal der Alkohol als vermeintlich einziger Problembewältiger wieder groß und fett vor einem steht, der einem zuflüstert: Nimm einen Schluck und du wirst dich wie neugeboren fühlen. Du brauchst bloß heute zu trinken, morgen wirst du wieder abstinent weiterleben. Nur heute; was ist schon dabei?

Wer in den Strudel dieser fatalen Gedankenkette gerät, muss sich an seinen Notfallkoffer erinnern. Was war das noch mal? Ach richtig, die Anleitungen, die wir uns vor vielen Jahren für solch ein Ereignis mal auf einem kleinen Zettel notiert hatten. Wo haben wir den Zettel damals abgelegt? Eingeklemmt zwischen Dürrenmatt und Simmel im Bücherregal, in einer Keksdose in der Küche oder in einem Schuhkarton im Keller? Egal – ruf mich bzw. deine Kumpels aus der SHG an. Morgens, mittags, abends, mitten in der Nacht. Wir hören dir zu, selbst wenn du drei Stunden nonstop redest. Hauptsache, du widerstehst dem Druck, dir Alkohol besorgen zu müssen.

Geh am nächsten Abend in deine Gruppe, leg die Karten offen auf den Tisch, schildere dein aktuelles Problem und weshalb es dir ohne Alkohol nicht erträglich erscheint. Wir sind Gleichgesinnte. Jeder von uns kennt das Gefühl der zeitweiligen Machtlosigkeit und Verzweiflung. Und auch wir sind hin und wieder froh, wenn wir jemanden haben, dem wir unser Herz ausschütten können. Lieber drei Stunden quatschen als ein Glas Wodka auf ex.

Trinken unter Aufsicht: Was ist davon zu halten?

Einschub: Bei einer Talkrunde, die unter der schönen Überschrift „Promilleparadies Deutschland“ firmierte, lernte ich eine ältere Dame kennen, die in einer Seniorenresidenz unter Aufsicht trinkt.

Quantum: drei Piccolo am Tag, verteilt auf morgens, mittags und abends. „Das geht gar nicht!“, schimpfte ein strenger Null-Toleranz-Verfechter, der gemeinsam mit uns an der Diskussion teilnahm. „Warum soll das nicht gehen?“, fragte ich, „Wir sehen ja hier, dass es anscheinend funktioniert.“

Aber – Hand aufs Herz – hätten Sie als langjähriger (Hardcore-) Säufer Lust, nun die letzten Jahre Ihres Lebens in einer geschlossenen Einrichtung dreimal am Tag vom Klinikpersonal ein Glas Sekt kredenzt zu bekommen? Ein Quantum, von dem man keinerlei berauschende Wirkung verspürt. Und dann auch noch unter Aufsicht! Klingt wie Sex auf einem OP-Tisch, und drumherum stehen Ärzte und Krankenschwestern und machen sich Notizen.

Für mich wäre das nichts. Dann lieber überhaupt keinen Tropfen, als den unter Beobachtung runterwürgen zu müssen. Und geheilt ist die ältere Dame durch diese Methode ja auch nicht. Sobald man sie vor die Tür ließe, würde sie sich drei große Pullen Rotkäppchen besorgen und die auf ex in ihre stets durstige Kehle schütten. Trinken unter Aufsicht ist nicht gleichbedeutend mit eigenständig kontrolliertem Trinken. Es ist eben Trinken unter fachmännischer Beobachtung. Ich persönlich halte nichts davon, wollte Ihnen aber diese mögliche Variante auf keinen Fall verschweigen. Ende des Einschubs.

Vielen Rückfallgefährdeten könnte geholfen werden, wenn sie sich rechtzeitig nach Hilfe umschauen würden. Der Alkohol löst für den Alkoholiker nichts. Er treibt den Abhängigen, und zwar erschreckend schnell, bloß immer weiter in das Unglück hinein, dem er mit seiner trügerischen Unterstützung ja eigentlich entfliehen wollte.

Und wenn der Rückfall nach zehn Jahren trotzdem passiert und man ihn mit einem blauen Auge und zwei Wochen Entgiftungsstation überlebt, dann sollte man im Nachgang nicht in Grübeln und Trauer verfallen – denn dadurch wird der nächste Klinikaufenthalt bereits vorprogrammiert –, sondern sich schnell wieder aufrappeln und schon am Tag der Entlassung seine SHG aufsuchen. Gemäß dem Motto: neues Spiel, neues Glück.

Wundermedizin: Mit Vorsicht zu genießen

An dieser Stelle mal wieder eine Abschweifung. Und zwar zum Thema Abstinenz unter Zuhilfenahme von Wundermedizin. Denn nicht jeder Ausstiegswillige schafft es aus eigener Kraft, dauerhaft trocken zu bleiben. Der Rückfall droht nicht nur in Ausnahmesituationen, sondern stündlich, wenn nicht sogar im Fünf-Minuten-Rhythmus. Und für diese Gruppe stellen Pharmakologen und Wunderheiler eine große Palette an Zaubermitteln bereit, von denen ich die gängigsten kurz vorstellen möchte.

Viele Abhängige träumen davon, den Teil ihres Gehirns, der auf die Droge anspringt, in den Nullzustand zurückzusetzen. Ein Reset der Synapsen: binnen Minuten nicht mehr an der Nadel oder Flasche hängen. Und – die absolute Idealvorstellung! – ab sofort wieder in Maßen konsumieren können. So wie es am Anfang war, als man den Stoff noch nicht täglich oder gar stündlich benötigte.

Einige Kliniken und Ärzte bieten zu diesem Zweck Medikamente an, die den Suchtdruck reduzieren: Naltrexon (Nemexin), Naloxon, Nalbuphin blockieren die Opiatrezeptoren. Campral gilt als Ethanol-Antagonist. Baclofen hingegen ist ein Medikament, das ursprünglich zur Behandlung von Epileptikern entwickelt wurde. In hochdosierter Form schwächt es den Saufzwang ab. Es gibt Rabiat-Kuren in Russland, bei denen man die Patienten in einen künstlichen Tiefschlaf versetzt, in dem die Organe mit einem Wundermittel –

Rezeptur streng geheim – durchspült werden. Sobald man erwacht, ist man geheilt und kann wieder kontrolliert trinken.

Gemeinsam ist all diesen Anti-Craving-Pillen und -Tropfen, dass sie funktionieren können, das jedoch nur bei einer Minderheit tun, und es bei dieser Gruppe häufig nicht dauerhaft klappt. Der Junkie spritzt also trotz Nemexin wie bisher Heroin, der Alkoholiker trinkt auch auf Campral, der Kokser zieht weiter seine Linien. Zwar spüren die Süchtigen bei der Einnahme ihrer Droge aufgrund der Blockade der GABA-Rezeptoren keinen Kick. Das bedeutet aber nicht zwangsläufig, dass sie von nun an auf ihren Stoff verzichten möchten. Manche versuchen es mit Überdosen, andere setzen das Medikament heimlich ab, um ihr vermisstes Glücksgefühl im Anschluss wieder auf altbewährte Weise künstlich herbeizuführen. Sind die Synapsen erst mal ruiniert, lässt sich das Suchtgedächtnis nicht mehr problemlos mittels Antagonisten überlisten.

Antabus: Finger weg, wenn man nicht sicher ist

Eine gänzlich andere Philosophie steckt hinter dem Wirkstoff Disulfiram, in Fachkreisen ebenfalls unter dem Handelsnamen Antabus (von griechisch-lateinisch *anti abusus*, „gegen den Missbrauch“) bekannt. Dieses Präparat verhindert den schnellen Abbau des Ethanols in der Leber und bewirkt so bereits bei geringer Alkoholzuführung heftige Übelkeit, die nach wenigen Minuten eintritt. All das kann begleitet werden von Schweißausbrüchen, Herzrasen, pochenden Kopfschmerzen und Schüttelfrost. Hier wird also nicht auf Vergessen – wie bei den oben aufgezählten Mitteln –, sondern auf Abschreckung gesetzt.

Entwickelt in den 1940er-Jahren, wurde Antabus in der Anfangszeit oft in zu starker Dosierung verabreicht, was Todesfälle aufgrund von Kreislaufversagen und Herzstillstand zur Folge hatte. Deutsche Ärzte verschrieben das Mittel deshalb seit 1980 nur noch selten auf ausdrücklichen Wunsch des Patienten hin. Antabus drohte, in Vergessenheit zu geraten und vom Markt zu verschwinden. In dieselbe Richtung zielt die von einem sowjetischen Neo-Rasputin vor 40 Jahren ausgeklügelte Methode der sogenannten Kodierung: Beim Patienten wird in halb hypnotisiertem Zustand im Unterbewusstsein eine latente Todesangst vor dem nächsten Griff zur Flasche erzeugt.

Wer kodiert ist und trotzdem trinkt, bei dem kann es zu einem plötzlichen Atemstillstand kommen. Weitere, nicht ganz so fatale Folgen äußern sich in Übelkeit, Schmerzen in der Herzgegend oder Hautausschlägen. Wegen dieser überaus heftigen Reaktionen, die im Extremfall zum schnellen Tod führen, hat sich die Angst-Hypnose bei uns im Westen nicht durchsetzen können, sondern blieb bisher auf russische Kliniken beschränkt.

Zurück zum Zaubermittel Antabus: Seit 15 Jahren erlebt Disulfiram eine Renaissance. Drei Faktoren sind dafür verantwortlich: der reduzierte Wirkstoffgehalt in den Tabletten, die Einnahme nur noch unter Aufsicht, die Betroffenen müssen flankierende therapeutische Gruppen besuchen. Diese kombinierte Vorgehensweise ist sicherlich vernünftiger, als die psychisch oft instabilen Abhängigen mit einer 100er-Packung nach Hause zu schicken, wo sie sich in Eigenregie selbst heilen sollen.

Trotz der unbestreitbar neuen Erfolge bleibt Disulfiram ein mit Vorsicht zu betrachtendes Abstinenzmittel. Losgelöst von den Einschränkungen – nicht jeder Patient ist gesundheitlich dafür geeignet, und Hardcore-Alkoholiker trinken mitunter ungeachtet der Pillen in der Blutbahn munter weiter, weil Herzrasen und Kreislaufprobleme sie nicht genügend schrecken – soll abschließend auf folgenden Aspekt hingewiesen werden: Antabus ist nicht für die Ewigkeit gedacht. Irgendwann kommt der Tag, an dem man sich von den Pillen verabschieden muss. Und dann sollte der Betroffene in der Lage sein, dem Suchtdruck in Zukunft ohne Zuhilfenahme dieser Krücke zu widerstehen.

Das bedeutet: Wer einzig deshalb nicht konsumiert, weil er unmittelbare negative körperliche Folgen fürchtet, wird es nach Absetzen des Medikaments mit hoher Wahrscheinlichkeit sofort wieder tun aus dem Gedanken heraus: Jetzt war ich ein, zwei, drei Jahre trocken, darauf habe ich mir einen kleinen Schluck verdient. Und vier Wochen später ist das tägliche Quantum auf demselben Level angelangt wie vor Beginn der Behandlung. Denn – ich wiederhole mich – ein einmal geschrottetes Suchtgedächtnis kann nie mehr in den Nullzustand zurückversetzt werden. Das war der Grund, warum ich mich gegen die Teilnahme am Disulfiram-Programm entschied und stattdessen auf eigene Einsicht hoffte.

Die Antabus-Periode muss deshalb intensiv genutzt werden, um sich in Richtung freiwilliger Verzicht weiterzuentwickeln. Dies gelingt am besten durch den konsequenten Besuch von Selbsthilfegruppen. Andernfalls droht nach der letzten Tablette schnell der nächste Rückfall.

ZIEL 9

Vorzeichen für einen drohenden Rückfall rechtzeitig spüren, ernst nehmen und (am besten in der Selbsthilfegruppe) offen darüber reden. Akzeptieren, dass Wundermedizin oft nicht hilft und allenfalls eine Krücke zu freiwilliger Abstinenz sein kann.

10. Zufriedene Abstinenz

Abstinenz reicht nicht, zufrieden muss sie auch noch sein? Wie soll das denn funktionieren? Von der Wichtigkeit, eine Beschäftigung zu entdecken, die einem dasselbe Glücksgefühl wie früher der Alkohol vermittelt. Begreifen, dass die Wesensveränderung, die der Trinker beim Eintritt in die Abstinenz durchläuft, zahlreiche positive Aspekte haben kann.

„Das Problem beim Aufhören mit dem Alkoholtrinken ist, dass man plötzlich so viel zusätzliche Zeit hat. 15 Biere plus 15 Schnäpse trinken und fünf Stunden labern: alles kein Problem. 15 Apfelsäfte/Selters und 15 Sangritas: unmöglich – Durchfall und Magenprobleme. Die Kneipe verlässt man nach einer Stunde und drei Selters, weil einem das Gelaber auf den Geist geht. So, nun kommt das Problem mit der Zeit. Was soll ich mit einem Mal machen? Wer da kein Hobby hat, das ihn total ausfüllt, hat sehr, sehr große Schwierigkeiten", merkt ein Leser in einem Kommentar zu einer meiner Alkohol-Kolumnen an.

Womit er ins Schwarze trifft. Denn der Alkoholiker hatte es sich im Lauf der Jahre angewöhnt, (viel) Zeit zu haben und zu vertrödeln. Zeit, die er in Bier und Schnaps ertränkte. Nun fällt der Fusel plötzlich weg, aber die Stunden, Tage und Wochen werden dadurch nicht gleichgerichtet proportional kürzer. Ein Dilemma, mit dem alle abstinenzwilligen Trinker konfrontiert sind. Viele werden rückfällig, weil sie mit sich und der Masse an Zeit, die sie bisher saufend totgeschlagen haben, nichts anzufangen wissen.

Ein kreatives Hobby hilft ungemein

Um der Langeweile zu entgehen, bieten sich drei Lösungswege an:

A. Da sei als Erstes der Beruf genannt. Falls es einem möglich ist, in den zurückzukehren, kann man statt früher 40 nun 60 oder mehr Stunden im Büro verbringen. Sich mit Zahlen, Schriftsätzen, Formularen ablenken, um bloß nicht ans Saufen zu denken. Vom Schreibtisch aus dann auf direktem Weg in die Selbsthilfegruppe, um die High-Risk-Time zwischen 20 und 22 Uhr zu überbrücken. Gegen halb zwölf todmüde ins Bett, weil der Wecker am nächsten Morgen schon wieder um sechs Uhr klingelt. Kann funktionieren, ist aber die mühsamste Variante, um trocken zu bleiben.

B. Sport als Ventil. Den Schweiß im Fitnessstudio oder beim Fahrradfahren, Joggen und Inlinern vergießen und so die dummen Gedanken an Grappa und Calvados im Keim ersticken. Nicht so einfach, wenn man vorher zwanzig oder mehr Jahre inaktiv auf dem Sofa gesessen und gesoffen hat. Ich kenne zwar trockene Alkoholiker, die täglich vier Stunden Gewichte stemmen oder für den Marathon trainieren. Aber die waren auch schon vorher sportlich unterwegs und knüpfen jetzt dort wieder an, wo sie einige Monate vorher aufgrund ihrer Trinkexzesse gestoppt hatten. Als Süchtige tendieren sie dazu, ihr Training ebenfalls suchtartig zu betreiben. Solange dabei keine Knochen brechen oder Gelenke irreparabel verschleißen, ist das völlig in Ordnung.

C. Ein neues Hobby entdecken oder ein altes wiederbeleben. Die Psychologen haben für diesen Zweck die sogenannte Ergotherapie ersonnen. Hier wird gemalt, getöpfert oder eine Figur aus einem Speckstein modelliert. Obwohl sicher gut geeignet für Menschen, die gerne mit den Händen arbeiten, hat mir persönlich diese Form des Zeitvertreibs nie allzu große Befriedigung bereitet, weshalb ich stets darum bemüht war, meine Wochendosis an Wasserfarben und Lehm so gering wie möglich zu halten.

> Ganz anders hätte das aber ausgesehen, böten die Kliniken einen Kurs in der Disziplin kreatives Schreiben an: selbst verfasste Gedichte und Kurzgeschichten als Eigentherapie. Musikaffine Patienten würden wahrscheinlich lieber in einem Reha-Orchester mitspielen als Denksportaufgaben in der Ergo zu lösen.

Die Grundidee, Süchtige an ein Hobby heranzuführen, ist die richtige; bloß wird sie leider zu sehr auf das Handwerklich-Manuelle eingegrenzt. Schreiben, Musizieren, Theaterspielen stehen nicht auf dem Programm, sodass das Ziel der Ergotherapie – eine Zufriedenheit stiftende Aktivität für die nun anbrechende Phase der Abstinenz mit auf den Heimweg zu geben – bei 90 % der Teilnehmer nicht erreicht wird.

Die Wochen nach der Reha sind die schwersten

Sobald die Reha vorüber ist, muss der – bisher im geschützten Raum trockene – Patient sofort auf eigenen Beinen stehen. Häufig ohne Job, finanziell auf ALG-I- oder gar Hartz-IV-Niveau angelangt, in einer kleinen Wohnung hausend; die nicht-trinkenden Freunde sind ihm im Lauf der Jahre abhandengekommen. Wer es jetzt nicht schafft, sich schnellstmöglich eine sinnvolle Beschäftigung zu suchen, bei dem kann man Wetten darauf abschließen, wie schnell er frustriert wieder zur Flasche greifen und den nächsten Gang in die Entgiftung antreten wird.

Wichtig ist es deshalb, Struktur in den Alltag zu bringen. Das, was die meisten Menschen selbstverständlich anmutet – z. B. von Montag bis Freitag um halb sieben aufzustehen und dreimal am Tag eine Mahlzeit einzunehmen –, ist es für den Alkoholiker überhaupt nicht. Der ist aufgrund langjährigen Konsums aus allen gesellschaftlichen

Rastern ausgebrochen, schläft bis 10 Uhr, nimmt Nahrung nicht vor der Tagesschau zu sich und wird erst munter, wenn der Normalbürger sich schon wieder ins Bett legt.

Empfehlenswert ist deshalb ein Mix aus den oben genannten drei Vorgehensweisen: sich in einen Job vermitteln lassen (Teilzeit ist besser als gar keiner), Sport treiben (es reichen 45 Minuten am Tag, denn nicht jeder ist für den Ironman tauglich), sich für ein Hobby entscheiden, das man mit Freude ausübt, und abends eine SHG besuchen. Wer gerne malt, musiziert oder schreibt, ist klar im Vorteil. Auch hier wird der Süchtige häufig suchtartig agieren: zehn Bilder pro Woche, ein halbes Dutzend Gedichte am Tag, ein neuer Song in der Stunde. Suchtverlagerung von der Droge in einen neuen Bereich. Komplett egal, solange die Aktivität das bewirkt, wozu sie gedacht ist: Befriedigung verschaffen und die neu gewonnene Zeit sinnvoll nutzen. Im Lauf der Monate und Jahre wird der Massenoutput der anfänglichen Sturm-und-Drang-Periode ohnehin reduziert und der Qualitätsgedanke rückt in den Vordergrund.

Nachdem mir eine Psychologin anlässlich meiner 30. Entgiftung erklärt hatte: „Suchen Sie sich dringend eine Aktivität, die Sie vom Trinken ablenkt, sonst wird das nie was mit Ihrer Abstinenz“, begann ich eines Abends mit dem Schreiben. Anfangs ein paar Kritzeleien, denen kurze Geschichten folgten, bis ich mich nach einigen Wochen entschloss, meine Erlebnisse in Romanform zu Papier zu bringen. Binnen drei Monaten stapelten sich 400 ausgedruckte Seiten neben meinem Laptop. In einem Interview, das ein Jahr später folgte, erklärte ich mein Verhalten so:

„Das Schreiben dieses Buches war die beste Therapie für mich, weil ich mir viele Sachverhalte, die mir Ärzte und Psychologen zwar erklärt hatten, nun selbst erarbeiten musste und mir dabei über Ursachen und Auslöser meines exzessiven Trinkverhaltens allmählich bewusst wurde. Je weiter der Roman voranschritt, desto stärker wurde mein Entschluss, tatsächlich abstinent zu leben. Vorher hatte ich Lippenbekenntnisse abgelegt und kurze Trinkpausen eingelegt. Jetzt wurde mir klar, dass mich einzig der völlige Verzicht auf jeden Tropfen Alkohol vor dem kompletten Absturz bewahren kann. Anfangs war es etwas schwierig für mich, die Geschehnisse in ungeschminkter Wahrheit niederzuschreiben, denn einige Dinge waren sehr unangenehm und peinlich. Mit zunehmender Dauer des Projekts wurde es jedoch einfacher, das traurige Schicksal eines Alkoholikers zu schildern. Ich wollte nichts beschönigen, aber auch auf keinen Fall den mahnenden Zeigefinger erheben."

Meine Freude am Schreiben habe ich beibehalten. Die Abstinenz dauert mittlerweile zehn Jahre an. Eventuell als Beispiel geeignet für die Trinker, die den Ausbruch aus dem Teufelskreis mittels kreativer Hobbys versuchen wollen. Lassen Sie sich vom Totschlagargument „Du betreibst ja bloß Suchtverlagerung" auf keinen Fall in Ihrem Tun beeinträchtigen. Lieber suchtartig für den Kölner Halbmarathon trainieren, Gewichte in die Luft stemmen und Kurzgeschichten tippen als sich suchtartig zu Tode saufen. Wem es gelingt, durch den Beruf, im Sport oder mittels Schreibens, Malens und Musizierens ein der Droge ähnliches Zufriedenheitsgefühl zu erzeugen, der kann sich glücklich schätzen.

Zufrieden ist Abstinenz deutlicher einfacher

Zufrieden muss die Abstinenz auch noch sein? Es reicht nicht, abstinent zu leben, nein, zufrieden auch noch?, sagen Sie?

Es ist auf jeden Fall einfacher, wenn Sie die Periode des Nicht-Trinkens, die ja bis zum Lebensende dauern soll, zufrieden absolvieren, lautet meine Antwort.

Und das bekommen Sie mit ein paar kleinen Gedichten und am Wochenende ’ne Kurzgeschichte tippen hin?

Ja, tue ich. Mittlerweile bin ich sogar der Meinung, dass selbst geschriebene Gedichte besser sind als Sex – und besser als rund um die Uhr blau sind sie sowieso.

Und das reicht Ihnen für Ihre ständige Zufriedenheit?

Wenn sich dieses Buch gut verkauft, wäre ich noch zufriedener. Und falls nicht, ist es auch okay für mich, erwidere ich.

Sie scheinen ein genügsamer Mensch zu sein, Herr Autor.

War ich nicht immer. Bin ich im Laufe der Jahre geworden.

„Du hast dich aber verändert; bist anders als früher“, bekommt der frischgebackene Abstinenzler mitunter von Verwandten und Bekannten zu hören. In diesem Satz schwingt oft Anerkennung mit. So in der Art: „Früher warst du ein ausgemachter Kotzbrocken, komplett egoistisch und hast ständig gejammert, heute hingegen wirkst du ruhig und freundlich auf mich, geradezu abgeklärt.“

Hier gelangen wir an einen essenziellen Punkt für den Grad Ihrer zukünftigen Zufriedenheit – nämlich das Akzeptieren, dass man heute nicht mehr derjenige ist, der man früher war. Auf den folgenden Seiten werde ich Ihnen das Phänomen der Abstinenz-Metamorphose erklären.

Aus der nassen Phase kommen wir verwandelt hervor, die einen weniger, die anderen mehr. Der Grad der Verwandlung hängt dabei natürlich stark von der Länge der Trinkperiode ab. Bleibende Spuren hinterlässt die Sauferei jedoch bei jedem von uns. „Bedauern Sie nicht manchmal, dass Sie so viele Jahre mit Saufen verplempert haben?", werde ich hin und wieder gefragt. „Nicht alles war schlecht an dieser Zeit", antworte ich dann.

Waren wir in unserer Trinkphase egoistische Arschlöcher, die sich einzig für den reibungslosen Nachschub an Bier und Schnaps interessierten, die ihre weiblichen Angehörigen für eine Pulle Dornkaat ohne mit der Wimper zu zucken in ein Truppenbetreuungsbordell in Zentralafghanistan verschachert hätten, deren Mitgefühl, so sie denn überhaupt zu solchen Gefühlsregungen fähig waren, sich zu 98 % auf sich selbst konzentrierte, die mit Geld, falls sie mal welches besaßen, um sich warfen, die hochgradig unzuverlässig waren, ihre Freundschaften schleifen ließen, Verwandte und Bekannte beleidigten und so weiter und so wahnsinnig – so machen wir in Therapie und den ersten Jahren der Abstinenz eine erstaunliche Veränderung durch. Plötzlich kommen lang verschüttete Charaktereigenschaften wieder zum Vorschein, werden wie im Zeitraffer beschleunigt und verstärkt: Interesse am Gegenüber, Empathie, Zuverlässigkeit, Selbstvertrauen, Optimismus.

Der trockene Alkoholiker entwickelt jedoch zusätzliche Fähigkeiten: Nach vielen Jahren des einsamen Trinkens kommt er nun nüchtern mit sich selbst klar, hat seine Lektion Demut gelernt, verfügt aufgrund hunderter Therapiestunden über ein gehöriges Maß an Menschenkenntnis, pflegt seinem Umfeld gegenüber eine ehrliche Ansprache, praktiziert einen gesunden Egoismus. Fähigkeiten, die ihn mitunter dazu zwingen, mit alten Freunden und dem Partner/

der Partnerin zu brechen, neue Wege einzuschlagen, aus jahrzehntealten Verkrustungen auszubrechen.

Gelassenheit ist eine Kunst

Die Welt, die man als Säufer jahre- oder jahrzehntelang einzig in den beiden Extremvarianten himmelhoch jauchzend oder zu Tode betrübt kannte, entpuppt sich bei nicht durch Wodka getrübter Betrachtung als das, was sie seit Anbeginn der Zeit ist: ein ständig zwischen Zuneigung und Desinteresse, Schönheit und Hässlichkeit, Nächstenliebe und Grausamkeit oszillierendes Zwischendingsbums, in dem man nur dann überlebt, wenn man das Motto der AA verinnerlicht:

„Gott, gib mir die Gelassenheit,
Dinge hinzunehmen, die ich nicht ändern kann,
den Mut, Dinge zu ändern, die ich ändern kann,
und die Weisheit, das eine vom anderen zu unterscheiden."

Um das zu begreifen, muss man weder Christ noch sonderlich religiös sein.

In 500 Therapie- und SHG-Stunden mit all ihren Erzählungen, Realitätsverdrehungen und Lügen hat der ausstiegswillige Trinker ein praxisnahes psychologisches Grundstudium durchlaufen, das ihn befähigt, den Wahrheitsgehalt von Aussagen recht schnell zu erkennen. Er ist ein guter Beobachter geworden und hat gelernt, dass kluges Schweigen oft zielführender ist als vorschnelles Zu-allem-seinen-ungefragten-Senf-Hinzugeben. Manche Ex-Trinker wirken direkt wortkarg. Was soll's? Lieber nüchtern wortkarg als betrunken dauerlabernd.

Trockene Alkoholiker arbeiten oft sehr gründlich und ausdauernd, weil sie sich daran erinnern, wie unzuverlässig sie in ihrer Wodkaperiode waren. Sie wirken abgeklärt, durch nichts zu erschüttern, sind bescheiden geworden: im Zweifelsfall lieber Gesundheit als Geld. Das habe ich früher nicht immer so gesehen. Die Schwerpunkte haben sich deutlich verschoben. Wie gesagt: Es war nicht alles schlecht an meiner Sauferei.

Sie dürfen sich nie in der Opferrolle sehen. Sie waren kein Opfer, als Sie getrunken haben. Kein Mensch hatte Sie gezwungen, jahrelangen Raubbau an Körper und Geist zu betreiben. Der Griff zur Schnapsflasche war immer Ihre eigenständige Entscheidung gewesen. Und Sie sind auch heute kein Opfer. Vielleicht leben Sie nicht mehr so komfortabel wie in der guten alten Zeit, bevor Sie Haus und gut dotierten Job versoffen, müssen in einem Callcenter schuften, anstatt als Immobilienmakler Luxus-Fincas auf Mallorca zu verticken, Ihr Freundes- und Bekanntenkreis hat sich von ursprünglich 300 auf drei reduziert. Aber: Sie leben! Und lieber in einer Zwei-Zimmer-Wohnung leben, Markt- und Meinungsforschung am Telefon betreiben und drei richtige Freunde besitzen, als dauerbetrunken auf der Terrasse einer Luxus-Finca liegen und noch vor dem 50. Geburtstag das mallorquinische Gras von unten betrachten.

Entwickeln Sie ein neues Selbstwertgefühl. Sie haben etwas geschafft, was nur wenigen gelingt – den Ausbruch aus einer tödlichen Sucht. Darauf können Sie mit Fug und Recht stolz sein. Es sollte natürlich ein stiller Stolz sein. Niemand mag klugscheißende Abstinenzler, die ihre Trockenheit wie eine Monstranz vor sich hertragen.

Dann schöpfen Sie Ihren neuen Selbstwert eben nicht wie früher aus der Farbe Ihrer Kreditkarte und der Anzahl Porsche Cayennes in der Garage, sondern daraus, endlich wieder klar sehen (und denken) zu können und Ihrer (stillen!) Vorbildfunktion für andere Trinker, denen Sie auf ruhige Art täglich demonstrieren, dass Abstinenz nicht gleichbedeutend mit Totalverlust an Spaß und Freude ist.

Bloß kein allzu reumütiger Blick zurück. Keine nachträglichen Schuldgefühle in sich hochkommen lassen. Passiert ist passiert. Manchem wird ein zweites Leben geschenkt. Und mitunter ist das sogar besser als das erste.

Sie müssen einen Weg zu *Ihrer* Zufriedenheit finden. Ich habe meinen bereits entdeckt. Und auch auf die Gefahr hin, dass mich viele für einen Eigenbrötler und manche gar für einen Langweiler halten – ich sitze gerne am Schreibtisch und tippe. Und fühle mich gut dabei, sobald sich die anfangs leeren Seiten langsam mit Wörtern und Sätzen füllen. Mitunter empfinde ich beim Schreiben sogar eine Ahnung von Glück. Falls das nicht Ihr Ding ist, müssen Sie halt was anderes ausprobieren und notfalls doch für den Ironman trainieren.

ZIEL 10

Wer es schafft, seinem Leben jenseits des Alkohols einen neuen Sinn zu geben, erfährt eine zufriedene Abstinenz.

Beginnen Sie heute noch mit dem Einstieg in den Ausstieg

Wenn Sie mir bis hierhin gefolgt sind – und zwischendurch nicht zu viele Kapitel übersprungen haben –, wissen Sie nun über den Unterschied zwischen Gründen und Auslösern Bescheid, können Ihr Trinkverhalten anhand der Jellinek-Klassifikation einigermaßen selbst einschätzen, wurden von mir darüber aufgeklärt, wie sinnvoll professionelle Entgiftung, Therapie und nimmermüder Besuch einer Selbsthilfegruppe sind, und sehen hoffentlich ein, dass kontrollierter Konsum bei Ihnen nie mehr funktionieren wird.

Anstatt jetzt über Ihr hartes Schicksal zu klagen, geben Sie sich besser einen Ruck und beginnen *heute* mit Tag 1 Ihres neuen Lebens. Falls Sie die Sache auf morgen oder übermorgen oder gar nächste Woche verschieben wollen, sind Sie vermutlich noch nicht bereit für dieses Unterfangen und benötigen noch ein paar Abstürze, bevor Ihnen dann ein Arzt auf der Intensivstation eröffnet: „Entweder stoppen Sie den Wahnsinn oder Sie sterben." Das ist erfahrungsgemäß der letzte Zeitpunkt, an dem eine 180-Grad-Kehrtwende noch möglich ist. Stellen Sie das Buch derweil ins Regal und ziehen Sie es wieder hervor, sobald Sie die zehn Schritte ernsthaft in Angriff nehmen wollen.

Und nun könnten wir eigentlich ans Ende kommen, denn alles Wesentliche zum Teufelszeug Alkohol und wie man sich von ihm befreit wurde von mir in diesem Büchlein beschrieben. Mehr braucht man nicht zu wissen, um auf den Reset-Knopf zu drücken. Allerdings sind wir doch noch nicht ganz durch mit dem traurigen Thema, denn bisher konzentrieren wir uns einzig auf den Trinker selbst, tun so, als sei er völlig alleine auf der Welt, und klammern dabei sein Umfeld komplett aus.

Da aber die wenigsten Trunkenbolde völlig isoliert sind – auch wenn sie sich selbstmitleidig oft als die einsamsten Menschen auf unserem Planeten empfinden –, sei das folgende Kapitel den armen Zeitgenossen gewidmet, welche die Säuferkarriere ihres Partners, Vaters, Sohnes, ihrer Mutter oder Tochter geduldig über Jahre hinweg begleiten und die Exzesse stoisch erdulden: den sogenannten Co-Abhängigen.

ABSACKER

Das Märchen vom Alkoholiker, der nur sich selbst schädigt

Kollateralschäden und Co-Abhängigkeit

Alkohol verursacht deutlich mehr externen Schaden als das weltweit verfemte Passivrauchen. Warum Co-Abhängige oft schlimmer dran sind als der Trinker selbst.

Ein Lieblingsmärchen aller Säufer lautet: „Mit dem Trinken schade ich ja bloß mir selbst.“ In leichter Abwandlung aus Politikermund klingt das dann so: „Selbstschädigung liegt in der Eigenverantwortung jedes Einzelnen.“

Hört sich erst mal gut an, ist jedoch nur die halbe Wahrheit. Denn wie beim Nikotin gibt es ebenfalls beim Alkohol unschuldige Opfer zu beklagen: nämlich all diejenigen, die von beschwingten Weihnachtsmarktbesuchern, die sich benebelt ans Steuer ihres SUVs setzen, nachts auf einsamer Landstraße übergemangelt oder die vom unter Weizenkorneinfluss zu Gewalt neigenden Lebenspartner ins Krankenhaus geprügelt werden – um von all den sich in psychologischer Behandlung befindenden Co-Abhängigen gar nicht erst zu reden.

Dass Bier und Schnaps einzig den Trinker selbst schädigen, ist eine fromme Legende, die wie ein Mantra von Alkoholindustrie und Pseudoliberalen stets aufs Neue beschworen wird, sobald jemand aufgrund der klar ersichtlichen Missstände vorsichtige Regulierungsschritte anregt, die dazu dienen sollen, den exzessiven Konsum wenigstens partiell einzudämmen.

Mal völlig losgelöst vom Aspekt, dass wir Junkies das Recht auf eigenverantwortliche Gesundheitsdemontage nicht zugestehen, sondern bei harten Drogen von Anfang an streng regulierend eingreifen, soll uns die obige Falschbehauptung – denn um nichts anderes handelt es sich dabei – weismachen, dass die negativen Konsequenzen des Alkohols einzig der Trinker zu spüren bekommt, weshalb Warnhinweise und Einschränkungen, wie wir sie beim Tabak gewöhnt sind, nicht notwendig seien. Denn der Nikotinabhängige teert ja nicht nur alleine seine Lunge, sondern verqualmt ebenfalls seine Umwelt (Passivrauchen), weshalb Verbote bei Zigaretten & Co. durchaus Sinn ergäben.

Nun sagt niemand, dass ein an einer Cola nuckelnder Gast durch Geruch oder Anblick eines bunten Cocktails, der am Nachbartisch serviert wird, körperliche Schäden davonträgt. Es könnte zwar theoretisch passieren, dass der Cola konsumierende Gast ein trockener Alkoholiker ist, der durch den Anblick des Cocktails dermaßen getriggert wird, dass er noch am selben Abend einen Rückfall erleidet. Aber das ist zum einen ein Spezialfall und zum anderen muss sich der trockene Alkoholiker ja nicht abends in ein Lokal setzen, in dem alkoholische Getränke ausgeschenkt werden. Fällt in die Rubrik: ein bisschen Risiko ist immer.

Unfälle und Straftaten unter Alkoholeinfluss

Was aber ist eigentlich mit den – gar nicht so seltenen – alkoholverursachten Kollateralschäden wie Verkehrsunfällen, körperlicher Gewaltanwendung/häuslicher Gewalt und psychischem Dauerstress, der auf Verwandte und Freunde ausgeübt wird? Sind das vernachlässigbare Problemfelder, weil die Fallgrößen so gering sind?

Fallgruppe	Anzahl
Alkoholbedingte Verkehrsunfälle mit Sach- und/oder Personenschaden	36 000 (davon 4 600 schwerverletzte Personen und knapp 250 Getötete)
Straftaten unter Alkoholeinfluss (nur die zur Anzeige gelangten Delikte)	222 000 (davon rund 800 Tötungen)
alkoholbedingter Stress von Familienangehörigen	k. A.
zum Vergleich: Todesopfer aufgrund von Passivrauchen (koronare Herzkrankheit, Schlaganfall, Lungenkrebs)	3 000

Quellen: Deutsche Hauptstelle für Suchtfragen e.V., Bundeskriminalamt, Statistisches Bundesamt, WHO (Welt-Tabak-Bericht)

Auch wenn sich die Angaben nicht eins zu eins vergleichen lassen, so zeigt sich doch, dass die Zahlen der externen Alkoholgeschädigten diejenigen der Passivrauch-Opfer deutlich überschreiten, was zu der Frage führt, weshalb diese beiden Problemfelder derart unterschiedlich behandelt werden. Ist ein Kirmesbesucher, der von einem aufgrund zwei Promille völlig enthemmten Dorf-Rambo einen Bierkrug über den Schädel gezogen bekommt, weniger schützenswert als ein Restaurantgast, dem der Rauch einer Zigarette vom Nachbartisch in die Nase steigt?

Co-Abhängige: Oft noch ärmer dran als der Trinker

Was ist vor allem mit der Schutzwürdigkeit der geschätzt acht bis zehn Millionen Co-Abhängigen? Denn diese bedauernswerte Gruppe ist andauerndem psychischen Stress bis hin zu körperlicher Gewaltanwendung ausgesetzt.

Co-Abhängigkeit stellt außerhalb von Fachkreisen ein immer noch stark vernachlässigtes Thema dar, obwohl sie aufs Engste mit der Sauferei verwoben ist. Die wissenschaftliche Definition für das traurige Phänomen lautet: „Bezugsperson eines Betroffenen, die durch ihr Verhalten – aktives Tun und/oder Unterlassen – die Sucht des Erkrankten zusätzlich fördert und darüber hinaus unter der Situation leidet. Dies kann im Extremfall soweit gehen, dass der Co-Abhängige selbst süchtig wird."

Diese hinsichtlich Verbreitungsgrad und Schwere häufig unterschätzte seelische Erkrankung wird in drei Phasen eingeteilt:

1. Nachsicht: Verständnis, Zuwendung durch Aufmerksamkeit, Verdrängung, Ermunterung zur Selbstdisziplin, Empfehlung, doch mal einen Psychologen aufzusuchen, um über das Problem zu sprechen
2. Vertuschen: Verheimlichung und Verharmlosung gegenüber Verwandten und Freunden, der Partner übernimmt Aufgaben des immer häufiger handlungsunfähigen Trinkers, uferlose Diskussionen, die jedes Mal ohne konkretes Ergebnis enden
3. Überwachung: Beobachtung, Kontrolle, Streit und gegenseitige Aggression nehmen zu, Verachtung

Die Extremform der Co-Abhängigkeit besteht im Erdulden häuslicher Gewalt. Welcher Patient kennt sie nicht: die bei jedem Wetter auch in geschlossenen Räumen sonnenbebrillten Ehefrauen, die ihre Aggro-Männer, die im Moment aufgrund von 20 Distra im Magen-Darm-Trakt ausnahmsweise mal friedlich vor sich hin dämmern, in der Klinik besuchen, wo sie ihnen tränenreich verzeihen, anstatt wortlos die Adresse des Scheidungsanwalts auf eine Papierserviette zu schreiben und wieder zu gehen? Wenn die mit Hämatomen übersäte Ehefrau nicht sogar in der Nachbarstation ebenfalls einen Entzug durchläuft.

Ungefähr ein Zehntel der weiblichen Patienten in Suchtkliniken wird mit Prellungen und Schürfwunden eingeliefert. Ein Teil der Opfer findet den Weg ins Krankenhaus alleine, andere werden von Freundinnen begleitet, in schlimmen Fällen eskortiert von der Polizei. Nun läuft folgende Dramaturgie ab: Am ersten Tag schütten die Frauen ihr Herz aus. Die traurige Geschichte der andauernden Prügelorgie wird Ärzten, Pflegepersonal und Mitpatienten erzählt. 24 Stunden später, wenn der erste Schock abflaut, gibt's die Story bereits in abgemilderter Version zu hören: „Na ja, so schlimm, wie es gestern aussah, war es dann doch nicht. Horst-Jürgen – mein Mann – ist eigentlich ein herzensguter Kerl. Ihm rutscht halt hin und wieder die Hand aus." An Tag 3 wird schließlich diese Erklärung nachgeschoben: „Ich bin eigenverschuldet die Treppe runtergefallen." Zwei Stunden später sitzt Horst-Jürgen händchenhaltend mit der nach wie vor arg lädiert aussehenden Lebensgefährtin im Aufenthaltsraum und hat ihr als Wiedergutmachungspräsent ein Stück Käsekuchen mitgebracht.

Ich habe mich oft gefragt: Warum tun die das? Weshalb versauen sich diese Frauen ihr Leben mit einem trinkenden, prügelnden und offenkundig therapieunwilligen Kerl? Welche Stufe des Masochismus muss man erreicht haben, um sich diesem Psychoterror freiwillig jahrelang auszusetzen? Nachdem mich die Berichte anfangs fassungslos zurückließen, gewöhnte ich mich mit der Zeit daran und begriff, warum Staatsanwaltschaft, Psychologen und Sozialarbeitern im Falle der unterbleibenden Strafanzeige die Hände weitgehend gebunden sind.

Die Rollen in dieser Tragödie sind klar verteilt: Mann schlägt, Frau erduldet. Die umgekehrte Variante existiert zwar ebenfalls, ist aber nur *sehr* selten anzutreffen. Alkoholisierte Frauen neigen eher zu verbaler denn zu körperlicher Gewaltanwendung.

Psychologen weisen auf fünf Frühindikatoren später möglicher häuslicher Gewalt hin:

1. Generelle Einstellung: Der Partner äußert sich häufig respektlos und herablassend über Frauen.
2. Eifersucht: Harmlose Flirts werden zu Staatsaffären aufgebauscht.
3. Kontrollwahn: Er will – bis ins Detail hinein – für sie entscheiden und über alles informiert werden.
4. Isolation: Er separiert die Partnerin von Familie, Freunden und Arbeitskollegen.
5. Gewalt gegenüber Sachen: Wenn er zornig wird, zerstört er Einrichtungsgegenstände etc. und will sie durch dieses Verhalten einschüchtern.

Die Droge ist dann bloß noch der Brandbeschleuniger, um die angestaute Wut explodieren zu lassen und in physische Gewalt zu verwandeln. Stereotype Entschuldigungsmuster am Tag danach:

- „Ich hatte zu viel getrunken. Nüchtern passiert mir das nicht.“
- „Jetzt übertreibst du aber. So schlimm war das gestern doch gar nicht.“
- „Ich kann mich an überhaupt nichts mehr erinnern.“

Das Problem ist allerdings mehrschichtig. Vereinfacht ausgedrückt lassen sich drei Opfertypen unterscheiden:

1. Ist sich darüber im Klaren, dass häusliche Gewalt ein wiederkehrendes Phänomen darstellt und es bei nächster Gelegenheit erneut passieren wird; sucht aktiv nach einem Ausweg.
2. Wie 1., allerdings mit dem gravierenden Unterschied, dass aufgrund falsch verstandener Loyalität und/oder Sorge vor dem finanziellen Absturz der Verbleib in der Beziehung als das geringere Übel angesehen wird; oft auch Angst davor, dass der verlassene Partner nun richtig aufdreht.
3. Hat die Gewalt akzeptiert und entwickelt ihrerseits unter Alkoholeinfluss sogar den Wunsch, periodisch verprügelt zu werden.

Externe Unterstützung ist für die Gruppen 2. und 3. nur sehr schwer möglich, weshalb diese Frauen mit steter Regelmäßigkeit in den Kliniken aufschlagen.

Wie schützt man sich und seine Kinder?

Je länger der Partner die Trinkexzesse toleriert, desto schwieriger wird es, die Geisterbahnfahrt aus eigener Kraft zu stoppen. Denn auch an den Zustand der Co-Abhängigkeit kann man sich gewöhnen.

Was sollte man vernünftigerweise tun, um Schaden von sich selbst – und Kindern, die es ja auch oft gibt – abzuwenden? Spätestens zum Zeitpunkt der Weigerung, sich mit einem Psychologen über das Problem auszutauschen, muss mit Konsequenzen gedroht werden: „Ich ziehe aus und nehme die Kleinen mit!“

Den Trinker aus dem Haus zu bekommen, gestaltet sich zumeist schwierig. Er wird es nicht einsehen, ständig anrufen, vor der Tür stehen bis hin zum Stalking. Mitleid ist das falsche Rezept. Er kann ja gegensteuern, den Konsum reduzieren (besser: komplett stoppen), ärztlichen Rat einholen, sich in therapeutische Behandlung begeben.

Falls er das selbstständig nicht auf die Reihe bekommt, existieren zwei Erklärungsansätze für das Versagen: entweder will er nicht oder die Krankheit ist bereits so weit fortgeschritten, dass es ihm nicht mehr möglich ist, auf die Bremse zu treten. Im zweiten Fall hilft eh nur ein Entzug mit professioneller Unterstützung, der jedoch nur dann erfolgreich sein wird, wenn sich Reha und der Besuch einer Selbsthilfegruppe anschließen.

Die falsche Herangehensweise ist es, dem Trinker ein schönes Zuhause anzubieten, wo er sich jeden Abend gemütlich volllaufen lassen kann. Das bisschen Stress am nächsten Morgen, „Boah, was warst du gestern wieder betrunken. Denk doch auch mal an mich und die Kinder!“, steckt er locker weg, weil er weiß, dass nichts weiter passieren wird.

Alkoholiker sind Egoisten, die alles und jeden ihrer Sucht unterordnen. Allerdings benötigt ein Großteil von ihnen ein halbwegs intaktes familiäres Umfeld, denn der Säufer ist labil und hat große Angst vor dem Alleinsein. An dem Tag, an dem dies alles wegzubrechen droht, schaffen es einige in letzter Sekunde doch noch, den Richtungswechsel herbeizuführen; den anderen ist von Verwandten und von Freunden sowieso nicht zu helfen.

Wer als Partner eines Süchtigen nicht in die Co-Abhängigkeit geraten will, ist also, solange der Erkrankte keine Anstalten macht, die Situation von sich aus zu verändern, gut beraten, die Koffer zu packen und das gemeinsame Haus des Elends – ohne Rückfahrkarte – zu verlassen. Die Erfahrung lehrt: Es wird schlimmer und nicht besser. Bis hin zu häuslicher Gewalt.

Co-Abhängige, die bleiben, sind immer gefährdet, selbst in die Sucht abzurutschen. Zudem steigt bei ihnen das Risiko stark an, an Angstattacken, depressiven Schüben, Selbstzerstörungstrieb und Ähnlichem zu erkranken. Wie eine co-abhängige Bekannte es mir einmal erklärte: „Mein Mann hat den Alkohol im Blut, ich im Kopf. Ich kann kaum noch an was anderes denken."

Es sollte klar geworden sein, dass es sich beim Saufen keineswegs um pure Selbstschädigung eigenverantwortlich entscheidender, volljähriger Bürger handelt, die uns andere – und vor allem den Staat – nicht zu interessieren hat, sondern die kollateralen Verheerungen, die Schnaps und Bier anrichten, teilweise viel dramatischer ausfallen als beim Passivrauchen. 36 000 alkoholbedingte Verkehrsunfälle plus rund 40 000 schwere und gefährliche im Rausch begangene Körperverletzungen pro Jahr deutschlandweit zuzüglich ungezählter psychischer Co-Abhängigkeitswracks führen ganz deutlich vor Augen, dass das Mantra „Lasst die Trinker ungestört trinken" Unfug bis hin zu grob fahrlässig ist.

MERKE

Der Trinker lebt nicht alleine im Wodka-Universum. Es existieren neben ihm noch die beiden Gruppen „Opfer von alkoholbedingten Verkehrsunfällen und Straftaten" sowie die „Co-Abhängigen". Großen Schaden richtet der Alkohol bei allen dreien an.

Und was tut die Politik?

Außer Kampagnen à la „Kenn dein Limit" geschieht wenig bis gar nichts, um den Volkskiller Nr. 1 wirksam zu bekämpfen. Wer als Politiker für höhere Preise und Sperrstunden bei der Deutschen liebster Droge eintritt, wird vom Wähler schnell abgestraft. Weshalb uns die Politik in der Konsequenz ungestört weiter saufen und sterben lässt, anstatt beherzt die Zügel anzuziehen.

In Deutschland beklagen wir pro Jahr rund 74 000 Tote (nicht gezählt die durch Alkohol (mit-)verursachten und begünstigten Krebserkrankungen), die aufgrund der Kombination Schnaps und Zigaretten ein paar Jahre früher als ursprünglich geplant ins Gras beißen (davon 30–50 % durch Alkohol alleine, also ohne zusätzliches Suchtmittel). Hinzu kommen jährlich 120 000 Menschen, die sich wegen chronischen Tabakmissbrauchs vorzeitig die Lunge final aus dem Hals gehustet haben. Dem gegenüber stehen 1 500 Opfer illegaler Drogen (darunter zwei Drittel durch Opioide = Heroin u. Ä.). Cannabis-Tote = 0.

Die schiere Masse der Alkoholkranken übersteigt die der Opiatabhängigen um ein Vielfaches. Den überwiegenden Anteil der Patienten in stationären Einrichtungen bilden die Alkoholiker, mit großem Abstand gefolgt von Tabletten- (Benzodiazepine) und Opiatsüchtigen. Cannabis-Junkies trifft man dort nur äußerst selten. Alkohol stellt also die bei Weitem gefährlichste Droge für unsere Bevölkerung dar. Gefährlich sowohl für die körperliche als auch die geistige Gesundheit der Konsumenten. Keine andere psychotrope, also auf die Psyche einwirkende Substanz fordert mehr Menschenleben. Jedes Jahr aufs Neue gehen so in stupider Regelmäßigkeit die genannten 75 000 Abhängigen in Folge von geplatzter Leber, Herzinfarkten, Bauchspeicheldrüsenkrebs und gebrochenem Genick nach Treppensturz in die ewigen Säufergründe ein.

Trotzdem kann man – sobald das 18. Lebensjahr erreicht ist – Wodka bei uns genauso einfach kaufen wie Toastbrot und Kondome. Keine nennenswerten Einschränkungen, keine Warnhinweise auf Flaschen, Flachmännern und Dosen, Alkoholwerbung ist in TV und Radio weiterhin erlaubt. Eine derart wachsweiche Vorgehensweise vom selben Gesetzgeber, der bei Besitz von zwei Krümeln Marihuana sofort mit Staatsanwalt und Knast droht? Weshalb dieses eklatante Ungleichgewicht zwischen Schnaps und den anderen harten Drogen? Weil's ein Kulturding ist? Weil die Politik einen Volksaufstand befürchtet, falls sie mal ernsthaft über Einschränkungen debattiert?

Mit dem Alkohol verhält es sich wie mit dem Klima. Die Experten warnen vor den negativen Konsequenzen, die sich unweigerlich einstellen, wenn wir nicht langsam mal auf die Bremse treten und über sinnvolle Maßnahmen nachdenken. Ein Teil der Bevölkerung hält das – in der gemäßigten Variante – für künstlich aufgebauschte Probleme oder befürchtet sogar Fake News. „Jetzt wollen sie uns sogar den letzten Spaß mit unserem Feierabendbier verderben. Sollen sie sich besser um die Kiffer und Junkies kümmern. Die werden viel zu sehr mit Samthandschuhen angefasst", bekommt man zu hören, sobald man für Regulierungen bei der Volksdroge Nr. 1 eintritt.

„Prohibition hilft kein bisschen weiter", sagen die etwas Gebildeteren, die ihr Wissen über diese Zeit vor allem aus Robert-De-Niro-Filmen speisen: „Zwischen 1919 und 1933 wurde in den USA mehr getrunken als in der Zeit davor, und die Beschaffungskriminalität nahm aberwitzige Ausmaße an." Das stimmt, allerdings nur zur

Hälfte. In Wahrheit sank der Pro-Kopf-Alkoholkonsum in den Vereinigten Staaten in diesem Zeitraum um 30–50 %. Zwar nicht gleichverteilt zwischen Stadt (dort wurde in den neu entstandenen sogenannten Flüsterkneipen ordentlich gebechert) und Land (das trocknete aufgrund der Schließung der Saloons ziemlich aus), aber der Verbrauch ging dennoch deutlich zurück und erreichte erst Mitte der 70er-Jahre wieder das Niveau von 1918.

Das mit Al Capone, Lucky Luciano und Meyer Lansky steht auf einem anderen Blatt. Denn natürlich bewirkt ein Komplettverbot mafiöse Produktions- und Vertriebsstrukturen. Weshalb bis auf fanatische Abolitionisten auch niemand, der seine fünf Sinne beisammen hat, ein Komplettverbot fordert.

Sieben einfache Maßnahmen

Deutschland belegt Jahr für Jahr aufs Neue eine Top-Position im Ranking der globalen Trinkernationen, und niemanden außerhalb der 24/7 bis auf den letzten Platz ausgebuchten Suchtkliniken juckt das großartig. Obwohl der Politik natürlich bewusst ist, dass dem Alkohol zwischen Neujahr und Silvester zehntausende Menschen zum Opfer fallen, tut sie hartnäckig nichts gegen dessen Verbreitung. Dabei ist das zu ergreifende Maßnahmenbündel einfach und bereits in anderen Ländern erfolgreich erprobt:

1. Erhöhung der Preise (der Stoff ist bei uns definitiv zu billig)
2. Heraufsetzung des Bezugsalters (keine Alkopops, kein Bier an Minderjährige)
3. Ausdünnung der Verkaufsstellen (was um Himmels willen hat Wodka in den Regalen von Tankstellen zu suchen?)
4. keine Abgabe nach 22 Uhr (mit Ausnahmeregelung für Clubs)
5. konsumfreie Räume (z. B. ÖPNV, öffentliche Plätze)

6. keine Werbung in TV, Radio, Printmedien, auf Plakatwänden und Trikots von Sportvereinen u. Ä.
7. Promillegrenze Nullkommanull am Steuer (erspart die lästige Rechnerei nach dem zweiten Weihnachtsmarkt-Rumpunsch).

Die Empfehlungen „(1) höhere Besteuerung/Preise“, „(3) Einschränkung der Verfügbarkeit“ und „(6) Werbeverbot“ bezeichnet die WHO als „Three best buys“ = diese drei Forderungen sind wirksam und billig (aus dem Blickwinkel der staatlichen Anwendung) zugleich.

Das würde – unter der Voraussetzung, alle sieben genannten Instrumente gelangten zur Anwendung – zu einer merklich spürbaren Reduktion des Konsums führen. So einfach ginge das, fragen Sie? Ja, so einfach geht das, antworte ich. Aber es muss halt auch mal konsequent durchgeführt – und natürlich ebenfalls überwacht – werden. Weshalb Tabakwerbung böse, Alkoholspots zur besten Sendezeit jedoch völlig okay sind, versteht außer Bitburger-Trinkern und den „Jeder ist für seine Sucht selbst verantwortlich“-Pseudoliberalen auch niemand.

Und noch einmal: Es handelt sich dabei nicht um Prohibition. Es geht einzig um die Erschwernis des Erwerbs und in der Konsequenz die Verringerung der alkoholverursachten Todesfälle. Es käme ja auch niemand auf die Idee, Heroin frei verkäuflich in der Apotheke und Ecstasy im Drogeriemarkt anzubieten.

Das Grundbedürfnis nach Rausch bliebe selbstverständlich weiterhin unangetastet. Es würde nur etwas schwieriger gemacht, sich in den Orbit zu katapultieren. Die vielen Menschen, die in Zukunft nicht wegen Alkoholexzessen in der Kühlschublade des Leichenschauhauses landen, werden es uns danken, wenn wir bei den offenkundig notwendigen Regulierungsschritten endlich auf die Stimmen der Experten hören.

Deutschland ist in Blickrichtung auf den ungehinderten Zugang zur Droge Alkohol eines der freizügigsten Länder der Welt. Die Sinnhaftigkeit selbst kleinster Maßnahmen (z. B. kein Verkauf in Tankstellen) wird angezweifelt, zu einem kompletten Werbeverbot will sich niemand durchringen. Die Politik bleibt, was ein konsequentes Gegensteuern bei der offenkundigen Gesundheitsgefährdung anbelangt, zögerlich bis hin zu verharmlosend. Reine Appelle à la „Kenn dein Limit“ fruchten wenig, solange man Alkopops, Bier und Schnaps weiterhin 24/7 an jeder Ecke zu Discountpreisen kaufen kann.

MERKE

Wenn Deutschland in einem Bereich liberal ist, dann beim Verkauf von Alkohol. Das führt in der logischen Konsequenz zu überhöhtem Konsum und vielen Patienten in den Suchtkliniken. Regulierende Maßnahmen täten dringend not, werden aber nicht ergriffen. Die jährlich 75 000 Alkoholtoten bedanken sich dafür ganz herzlich bei unserem Laissez-faire-Gesetzgeber.

SCHLUSSWORT

Krankheitseinsicht und Auslöser erkennen: Das sind die zwei essenziellen Bausteine, um in den Ausstieg einzusteigen und dauerhaft (zufrieden) abstinent zu bleiben.

Dieses kleine Buch wurde aus der Sicht eines Praktikers geschrieben, weshalb Sie wenig von GABA-Rezeptoren und Neurotransmittern, sondern stattdessen viel über Saufdruck und Fünf-Promille-Halluzinationen zu lesen bekamen. Das Wegkommen vom Alkohol stellt aber vor allem eine praktische Übung dar, bei der theoretisches Hintergrundwissen zwar durchaus hilfreich sein kann, jedoch nicht zwingend erforderlich ist. Es ist bisher noch niemand, bloß weil er fehlerfrei sämtliche Funktionalitäten des vegetativen Nervensystems rauf- und runterdeklinieren konnte, über Nacht zum Abstinenzler geworden.

Das „Menü in zehn Gängen“ ist millionenfach praxiserprobt. Was grundlegend Neues habe ich da nicht geschrieben. Ich habe bloß versucht, dem Einstieg in den Ausstieg ein chronologisches Korsett zu verpassen und einigermaßen flüssig (und das ohne Zuhilfenahme von Alkohol) aufs Papier zu bringen.

Wir können jetzt endlos darüber diskutieren, ob die von mir gewählte Reihenfolge sklavisch eingehalten werden muss. So könnte beispielsweise Nr. 2, die Entgiftung, durchaus ganz am Anfang stehen. Denn bei manchen kam erst der Entzug und dann die Erleuchtung = Krankheitseinsicht. Bei anderen war's wiederum umgekehrt.

Ob wir den Schalter im Kopf (Nr. 5) nach, während oder bereits vor der Therapie (Nr. 3) umlegen – wer will das schon allgemeingültig wissen und festlegen? Hauptsache, Sie legen den Schalter irgendwann – und am besten möglichst schnell – um. Derjenige, der kein Problem mit der Rückkehr in die raue Wirklichkeit (Nr. 6) hat, weil er seinen Job glücklicherweise behielt, überspringt eben dieses Kapitel. Wen Alkohol in Lebensmitteln (Nr. 8) nicht interessiert, blättert direkt weiter zum nächsten Abschnitt, Rückfallprophylaxe.

Man muss also nicht sämtliche Etappen passieren, um ans Ziel (= zufriedene Abstinenz) zu gelangen. Für die einen reichen drei Kapitel, bei den anderen sind es sechs, und die dritte Gruppe benötigt doch die kompletten zehn. Essenziell sind allerdings für jeden Alki diese zwei Meilensteine: Krankheitseinsicht (Nr. 1) und Ursachenanalyse, also Auslöser erkennen und entsprechende Vorsichtsmaßnahmen ergreifen (Nr. 4).

Ohne Therapie und nachfolgende SHG wird's zwar erfahrungsgemäß schwierig mit der nachhaltigen Trockenheit, aber ich kenne Trinker, die es auch ohne geschafft haben. Der Marsch in die Abstinenz und die Beibehaltung dieses Zustands sind individuell. Der eine besucht dreimal pro Woche seine Freundeskreise und studiert minutiös jeden Beipackzettel auf Nanogrammspuren Alkohol, sein Gruppentherapienachbar geht einmal pro Monat zu den Anonymen, interessiert sich null dafür, was in den Speisen, die er zu sich nimmt, drin ist, und kommt trotzdem zum selben Resultat. Man kann eben nicht alle über einen Kamm scheren.

Die zehn hier skizzierten Schritte stellen das Rundum-Vollversorgung-Paket für den Ausstieg dar. Es gibt – wie bei Entgiftung und Therapie – natürlich Abkürzungen. Suche jeder aus diesem Büchlein die Punkte für sich heraus, die für ihn persönlich von Interesse sind und von denen er sich Nutzen bei seinem Aufbruch in ein neues Leben verspricht.

Das erste Jahr der Abstinenz ist erfahrungsgemäß das schwerste. In diesen 365 Tagen und Nächten wird der Süchtige häufig von den Geistern der Vergangenheit heimgesucht: physische Nachwirkungen (spontanes Zittern, Schweißausbrüche, Herzrasen, Müdigkeit), Melancholie/depressive Schübe, Selbstwert im Keller, der Gedanke „Wozu das alles überhaupt?“, albtraumartige Fantasien von Alkohol, Schlafstörungen. Die Anfangsphase wird noch stark vom Willen geprägt. Aber genauso wichtig sind Gelassenheit und die Einsicht, dass sich die Kontrolle über Gegenwart und Zukunft nur dann zurückgewinnen lässt, wenn man sich vorher ehrlich eingesteht, dass die Kontrolle über den Konsum unwiderruflich verlorenging.

Sobald der Schalter endlich einmal umgelegt ist, gestaltet sich die Sache um einiges einfacher als befürchtet. Ist so. Vertrauen Sie mir. Ich hab’s selber durchexerziert. Mit zunehmender Dauer verblasst die Erinnerung an Bier und Schnaps immer stärker, die Abstinenz muss nicht mehr täglich mühsam erkämpft werden, das Gefühl der Leere verschwindet. Bis einem der Alkohol irgendwann gleichgültig wird und bloß noch hin und wieder als Gespenst in nächtlichen Träumen erscheint. Damit kann man zurechtkommen. Bei mir funktioniert es seit nunmehr zehn Jahren.

Zum Finale hin gestatten Sie mir bitte noch drei Merksätze:

1. Gehen Sie von Anfang an transparent mit Ihrer Abhängigkeitserkrankung um. Bloß keine Lügen und verniedlichenden Erzählungen mehr.
2. Tun Sie es für sich selbst und nie für andere! Sobald Sie es für einen anderen machen und der Sie nach einiger Zeit verlässt,

werden Sie mit hoher Wahrscheinlichkeit reflexartig wieder zur Flasche greifen.
3. Die Abstinenz sollte eine zufriedene sein. Wenn sie ständig erzwungen wird, ist die Gefahr des Scheiterns groß.

Ich hoffe, es gelang mir, Ihnen einen halbwegs verständlichen Überblick über das Dauerbrennerthema „Wie man es schafft, die letzte Flasche Jägermeister in den Ausguss anstatt in den eigenen Schlund zu kippen“ zu präsentieren, und Sie konnten ein wenig Honig bzw. den Willen zum Einstieg in den Ausstieg aus den Kapiteln saugen.

Meine stellenweise Klugscheißerei bitte ich zu verzeihen. Falls die Ihnen zwischendurch zu sehr auf die Nerven gegangen sein sollte, tut es mir leid. Ändern kann ich es jetzt eh nicht mehr und schlage vor, dass Sie das Buch entweder zu Weihnachten weiterverschenken oder bei eBay zum Kauf anbieten. Zurücknehmen wird es mein Verlag auf gar keinen Fall. Da muss ich Sie enttäuschen.

„Endlich fertig mit dem kleinen Ratgeber? Höre seit Wochen überhaupt nichts mehr von dir. Bist du über deiner Schreiberei rückfällig geworden?“, erkundigt sich Vera am Telefon.

„Habe eben den finalen Punkt gesetzt.“

„Das hat ja ewig gedauert. Dachte, du wärst in ein paar Tagen damit durch. Wenn ich gewusst hätte, wie langsam du tippst, hätte ich dich besser gar nicht darum gebeten. Da war ja Thomas Mann mit dem Zauberberg schneller.“

„Lass mich mit dem Zauberberg in Ruhe“, sage ich und lege auf.

Und nun wünsche ich uns gute 24 Stunden!

DANKSAGUNG

Dank sagen möchte ich all denen, die in den vier Jahren meines Hardcore-Trinkens engelsgleiche Geduld mit mir bewiesen haben: Verwandten, Freunden, medizinischem Personal (hier seien vor allem die Pflegerinnen und Pfleger der geschlossenen und offenen Abteilungen der Bonner und Kölner Suchtkliniken hervorgehoben, die mich notorischen Drehtüralkoholiker alle paar Wochen wiederkehrend stets von Neuem aufpäppeln und mitunter zwangsduschen mussten), Psychologinnen und Psychologen und Sozialarbeitern. Ohne diese mannigfaltige Unterstützung weilte ich heute mit hoher Wahrscheinlichkeit nicht mehr unter den Lebenden. Ich weiß nicht, ob ich selbst mit einem Unbelehrbaren wie mir immer diese Langmut aufgebracht hätte. Dafür ist den Genannten mein ewiger Dank gewiss.

ANHANG

Glossar

AA — Anonyme Alkoholiker. In den 1930-er Jahren in den USA ins Leben gerufene erste SHG, die mittlerweile ein weltweites Netzwerk unterhält. Mehrere Millionen Teilnehmer. Wichtige Grundsätze:
1. Teilnehmer bleiben grundsätzlich anonym (kennen sich nur beim Vornamen), 2. Niemand darf den Redner bei dessen Vortrag unterbrechen. Fragen sind (falls überhaupt) erst im Anschluss erlaubt.

Verwandte Organisationen:
- Narcotics Anonymous: umfasst sämtliche Drogenbilder (also keine Einschränkung auf Alkohol)
- Al-Anon: Gruppe für betroffene Familienangehörige/Co-Abhängige
- Alateen: Gruppe für Kinder von Alkoholiker-Eltern

12-Schritte-Programm:
1. Anerkennen, dass man seinem eigenen Problem gegenüber machtlos ist. Das können beispielsweise Substanzabhängigkeit oder, je nach Thematik der Gruppe, auch andere Problematiken sein. Zugeben, dass man sein „tägliches Leben“ nicht mehr bewältigen kann.
2. Zum Glauben kommen, dass nur eine Macht, die größer als man selbst ist, die eigene geistige Gesundheit wiederherstellen kann. Ursprünglich wurde hier für „Macht, größer als man selbst“ das Wort „Gott“ gebraucht. Um die Gruppen aber auch nicht-religiösen Personen zu öffnen, wählte man die neue Formulierung.
3. Den Entschluss fassen, seinen Willen und sein Leben der Sorge Gottes, wie ihn jeder für sich versteht, anzuvertrauen.

4. Eine gründliche und furchtlose Inventur seiner selbst machen.
5. Vor sich selbst und gegenüber einem anderen Menschen sein begangenes Fehlverhalten eingestehen.
6. Die Bereitschaft, Verhaltensweisen, die das Leben behindern, von Gott entfernen zu lassen.
7. Demütig darum bitten, dass Gott sämtliche persönliche „chronische das Leben behindernde Verhaltensweisen" beseitigt.
8. Auflistung aller Personen, denen man Unrecht getan und Schaden zugefügt hat, und die Bereitschaft und den Willen zur Wiedergutmachung entwickeln.
9. Wo immer möglich, diese Personen entschädigen, außer, wenn sie oder andere dadurch verletzt würden.
10. Die „innere Inventur" fortsetzen und zugeben, wenn man im Unrecht ist.
11. Durch „Gebet und Besinnung" versuchen (bzw. die Verbindung suchen), eine tiefe bewusste Beziehung zu Gott, wie ihn jeder für sich selbst versteht, zu verbessern und um die Erkenntnis beten, seinen Willen zu sehen und die Kraft, ihn umzusetzen.
12. Nach der nun erfahrenen „spirituellen Erweckung" versuchen, die Botschaft (wie der Einzelne die Schritte für sich genutzt hat und weiter danach lebt) an andere Betroffene weiterzugeben und seinen Alltag nach den Grundsätzen der jeweiligen Zwölf-Schritte-Gruppe auszurichten.

(zitiert gemäß der von Wikipedia leicht modifizierten Version)

Antabus — Von griech.-lat. *anti abusus* = „gegen den Missbrauch (schützend)"; Medikament, auch unter dem Wirkstoffnamen Disulfiram bekannt. Der Abbau des Ethanols in der Leber wird künstlich blockiert, sodass (zum Teil heftige) Unverträglichkeitsreaktionen hervorgerufen werden, z. B. Brechreiz, Durchfall, Kopfschmerzen, Herzrasen.

Antagonist	Aus dem Altgriechischen, „Widersacher". Substanz, die einen Agonisten (Substanz, die durch Besetzung eines Rezeptors die Signalübermittlung in der zugehörigen Zelle aktiviert) in seiner Wirkung hemmt, ohne selbst eine pharmazeutisch bedeutsame Wirkung auszulösen.
(Auto-) Remission	Von lat. *remittere* = „nachlassen". Vorübergehendes oder dauerhaftes Nachlassen von Krankheitssymptomen körperlicher und/oder psychischer Natur. In Bezug auf Alkoholismus wird damit der ohne Fremdeinwirkung (z. B. Therapie) zustandekommende Entschluss des Erkrankten, mit dem Trinken (sofort) aufzuhören, bezeichnet.
Baclofen	Arzneistoff aus der Gruppe der Muskelrelaxantien. Der französische Arzt Olivier Ameisen unternahm Anfang der Nullerjahre einen Selbstversuch mit hochdosiertem Baclofen zur Behandlung seiner Alkoholabhängigkeit, von dem er sowohl in medizinischen Fachzeitschriften als auch in seinem autobiografischen Buch „Das Ende meiner Sucht" berichtete. In Frankreich ist Baclofen mittlerweile als Medikament zur Behandlung von Alkoholabhängigkeit zugelassen. In Deutschland wurde die Zulassung bisher nicht erteilt, kann dem Abhängigen jedoch mittels ärztlicher Verordnung verschrieben werden.
Benzos	Benzodiazepine. Angstlösende, sedierende Arzneistoffe, auch als Tranquilizer bezeichnet. Bekanntestes (früheres) Handelsprodukt: Valium
borowiakische 5-Typen-Klassifikation	Vom Autor Simon Borowiak vorgenommene Einteilung der Trinker, auch „Boro-Schema" genannt: 1. Hobby-Trinker 2. Amateur 3. Profi 4. Vollprofi 5. Ehrenamtlicher (= trockener Alkoholiker)
Campral	Medikament, auch unter dem Wirkstoffnamen Acamprosat bekannt. Arzneistoff, der in der unterstützenden Behandlung der Alkoholkrankheit verwendet wird; dient zur Unterstützung der Abstinenz bei alkoholabhängigen Patienten.

DHS	Deutsche Hauptstelle für Suchtfragen e.V., Zusammenschluss der in der Suchthilfe und Suchtprävention tätigen Verbände aus Selbsthilfe, Beratung und Behandlung in Deutschland. Sitz in Hamm/Westfalen
Diazepam	auch Dias genannt, Medikament aus der Gruppe der Benzodiazepine (früher unter dem Namen Valium bekannt)
Distraneurin	auch Distra genannt, Medikament, auch unter dem Wirkstoffnamen Clomethiazol bekannt, weist sedative (beruhigende), hypnotische (schlaffördernde) und antikonvulsive (gegen Krämpfe wirksame) Eigenschaften auf
GABA-Rezeptor	Rezeptoren (Enden einer Nervenfaser oder spezialisierte Zellen), die den Neurotransmitter (Botenstoff) GABA (γ-Aminobuttersäure) binden und eine hemmende Wirkung auf die Nervenzellen entfalten können
GfK	Gesellschaft für Konsumforschung, Nürnberg
Haldol	Medikament, auch unter dem Wirkstoffnamen Haloperidol bekannt. Wird u. a. zur Behandlung akuter und chronischer schizophrener Syndrome und bei akuten psychomotorischen Erregungszuständen eingesetzt. Kommt mitunter in den ersten Tagen der Entgiftung zur Anwendung.
Hamburger Modell	Stufenweise Wiedereingliederung ins Arbeitsleben nach absolvierter Reha-Maßnahme. Beim Hamburger Modell erhält der Arbeitnehmer keine Bezahlung oder ein Gehalt für seine Arbeitsleistung. Vielmehr zahlt die Krankenkasse während dieser Zeit weiterhin Krankengeld bzw. die Rentenversicherung Übergangsgeld. Die Höhe des Krankengeldes richtet sich nach dem regelmäßigen Einkommen. Es beträgt 70 % vom Brutto, jedoch höchstens 90 % vom Netto.
Helikopterzimmer	Zimmer, in das (hoch-)alkoholisierte Patienten zwecks Ausnüchterung gelegt werden. Für die Assoziation mit Helikopterrotoren existieren zwei Erklärungsversuche: 1. rasche Weiterverteilung von dort in andere Zimmer/eine andere Station, 2. Die Gedanken der Patienten sind unklar, wirbeln in der Schnelligkeit von Rotoren durch ihre Gehirne. Welche der beiden Erklärungen zutrifft – oder ob es andere gibt –, ist unklar.

ICD-10	*International Statistical Classification of Diseases and Related Health Problems*, deutsch: Internationale statistische Klassifikation der Krankheiten und verwandter Gesundheitsprobleme. Das wichtigste, weltweit anerkannte Klassifikationssystem für medizinische Diagnosen, herausgegeben und periodisch aktualisiert von der WHO, derzeit Nr. 10 in der Version von 2019.
Korsakow	Korsakow-Syndrom, auch amnestisches Psycho-Syndrom genannt, durch übermäßigen Alkoholkonsum bewirkte (oft dauerhafte) Gedächtnisstörung, mitunter begleitet von einer Polyneuropathie der Beine: motorische Störungen beim Gehen. Benannt nach Sergei Sergejewitsch Korsakow, russischer Nervenarzt, der Ende des 19. Jahrhunderts umfangreiche und seinerzeit bahnbrechende Studien zum Thema Alkoholismus betrieb.
Naloxon/ Naltrexon/ Nalbuphin	Arzneiwirkstoffe, die Opioidrezeptoren blockieren. Handelsnamen: Nexodal, Narcanti und Tilidin. Naltrexon wird mitunter bei Alkoholabhängigkeit eingesetzt.
Neurotransmitter	Botenstoffe, die an Synapsen die Erregung von einer Nervenzelle auf andere Zellen übertragen (synaptische Transmission)
Notfallkoffer	Kein Koffer im eigentlichen Sinne, sondern ein Bündel an Maßnahmen und Verhaltensweisen, mit denen ein Betroffener Phasen von Suchtdruck bestmöglich überstehen und handhaben kann, z. B. an Duftölen oder Salmiakgeist riechen, spazieren gehen, Yoga machen
OECD	*Organization for Economic Co-operation and Development*, deutsch: Organisation für wirtschaftliche Zusammenarbeit und Entwicklung. Eine internationale Organisation mit 37 Mitgliedstaaten, die sich der Demokratie und Marktwirtschaft verpflichtet fühlen
Physiologe	Spezialist, der sich mit den Vorgängen im menschlichen Organismus beschäftigt, z. B. Welchen Einfluss üben Drogen auf unser Denkvermögen aus?
Polytoxikomanie	Multipler Substanzgebrauch; Abhängigkeit von zwei oder mehr psychotropen Stoffen, bei der keine Droge für sich alleine den Konsum dominiert

psilocybin-haltige Pilze	auch Psilos genannt, Zauberpilze, Magic Mushrooms oder halluzinogene Pilze. Effekt ähnlich wie bei LSD; jedoch kürzere Wirkungsdauer.
Rivotril	auch Rivos genannt; Medikament, auch unter dem Wirkstoffnamen Clonazepam bekannt, aus der Gruppe der Benzodiazepine
Sedativum	Beruhigungsmittel
SHG	Selbsthilfegruppe. Die in Deutschland am häufigsten anzutreffenden Formate sind: Anonyme Alkoholiker, Kreuzbund, Blaues Kreuz, Guttempler und die zahlreichen sogenannten Freundeskreise
TG	Therapeutische Gruppe. Von der Zusammensetzung der Teilnehmer her dasselbe wie eine SHG mit dem Unterschied, dass diese Gruppe von einem medizinischen Profi geleitet wird (Psychiater oder Psychologe). Kostenpflichtig; Kosten werden von der Krankenkasse übernommen.
Tremor	Von lat. *tremere* = „zittern". Unwillkürliches, sich rhythmisch wiederholendes Zusammenziehen einander entgegenwirkender Muskelgruppen, bei Patienten häufig in der ersten Phase einer Entgiftung zu beobachten.
triggern	auslösen, erzeugen
Veisalgia	(leichte) Alkoholintoxikation, umgangssprachlich als „Kater" bezeichnet
WHO	*World Health Organization*, deutsch: Weltgesundheitsorganisation, Sonderorganisation der Vereinten Nationen mit Sitz in Genf

Jellinek-Fragebogen

1. Leiden Sie an Gedächtnislücken nach starkem Trinken?
2. Trinken Sie heimlich?
3. Denken Sie häufig an Alkohol?
4. Trinken Sie die ersten Gläser hastig?
5. Haben Sie wegen Ihres Trinkens Schuldgefühle?
6. Vermeiden Sie in Anspielungen den Alkohol?
7. Haben Sie nach dem ersten Gläsern ein unwiderstehliches Verlangen weiterzutrinken?
8. Gebrauchen Sie Ausreden, warum Sie trinken?
9. Zeigen Sie ein besonders aggressives Benehmen gegen die Umwelt?
10. Neigen Sie zu innerer Zerknirschung und dauerndem Schuldgefühl wegen des Trinkens?
11. Versuchen Sie, periodenweise völlig abstinent zu leben?
12. Haben Sie ein Trinksystem versucht (z. B. nicht vor bestimmten Zeiten zu trinken)?
13. Haben Sie häufiger den Arbeitsplatz gewechselt?
14. Richten Sie Ihre Arbeit und Ihren Lebensstil auf den Alkohol ein?
15. Haben Sie einen Interesseverlust an anderen Dingen als Alkohol bemerkt?
16. Zeigen Sie auffallendes Selbstmitleid?
17. Haben sich Änderungen im Familienleben ergeben?
18. Neigen Sie dazu, sich einen Vorrat an Alkohol zu sichern?
19. Vernachlässigen Sie Ihre Ernährung?
20. Wurden Sie wegen des Alkoholmissbrauchs in ein Krankenhaus aufgenommen?
21. Trinken Sie regelmäßig am Morgen?
22. Beobachten Sie einen moralischen Abbau an sich selbst?
23. Wurde Ihr Denkvermögen beeinträchtigt?
24. Trinken Sie mit Personen, die weit unter Ihrem Niveau stehen?
25. Trinken Sie gelegentlich technische Alkoholprodukte (z. B. Haarwasser oder Brennspiritus)?
26. Wurde die Verträglichkeit für Alkohol geringer?
27. Beobachten Sie morgendliches Zittern?
28. Wurde das Trinken zum Zwang?
29. Hatten Sie bereits ein Alkoholdelir?

Wenn Sie bei ehrlicher Selbstprüfung mehr als fünf Fragen mit „Ja“ beantworten müssen, sollten Sie sich in ärztliche Behandlung begeben.

Anlaufstellen

Alkoholkranke Menschen und deren Angehörige können in Deutschland auf ein engmaschiges Netz an Erstberatung zugreifen. Die Deutsche Hauptstelle für Suchtfragen (DHS) hat 1 300 Beratungsstellen für Abhängigkeitserkrankungen registriert, an die sich Betroffene und deren Angehörige wenden können, um (Gratis-)Expertise einzuholen. Von dort aus wird bei Bedarf an Entzugskliniken (Akutbehandlung) sowie stationäre und ambulante Rehabilitationseinrichtungen weitervermittelt. Gebrauch von diesem Angebot machen jährlich 500 000 Personen (der Großteil davon Alkoholiker).

Die Einrichtungen befinden sich zu 90 % in der Trägerschaft der freien Wohlfahrtspflege und sonstiger gemeinnütziger Vereine. In manchen Kommunen und Landkreisen wird Suchtberatung auch von den Gesundheitsämtern durchgeführt.

A. Schnelle Hilfe findet man hier:

- Drogennotrufe (siehe Internet), z. B. Sucht & Drogen Hotline, Tel.. 01806 313031 (rund um die Uhr)
- Telefonseelsorge: www.telefonseelsorge.de, Tel. 0800 111 0 111 oder 0800 111 0 222, rund um die Uhr (auch Chat oder Mailberatung)
- Bundeszentrale für gesundheitliche Aufklärung: www.bzga.de, Tel. (02 21) 89 20 31 und 01806 313031: telefonischer Informationsdienst zu Fragen der Suchtprävention, Suchtvorbeugung und der persönlichen Beratung bei Suchtproblemen mit dem Ziel, an geeignete lokale Hilfs- und Beratungsangebote zu vermitteln

B. Beratungsgespräche nach vorheriger Terminabsprache (Auswahl):

- akzept e.V./Bundesverband für akzeptierende Drogenarbeit und humane Drogenpolitik:
  www.akzept.eu/mitglieder/liste-mitglieder/
- Arbeiterwohlfahrt/AWO Bundesverband e.V.:
  www.awo.org/suchtberatung
- Blaues Kreuz/Blaues Kreuz in Deutschland e.V.:
  www.blaues-kreuz.de/de/sucht-und-abhaengigkeit/fuer-suchtgefaehrdete-und-kranke/
- Caritas/Deutscher Caritasverband e.V.
- www.caritas.de/hilfeundberatung
- Diakonie/ Diakonie Deutschland/Evangelisches Werk für Diakonie und Entwicklung e.V.
  hilfe.diakonie.de/hilfe-bei-sucht
- DRK/ Deutsches Rotes Kreuz e.V.
  www.drk.de/hilfe-in-deutschland/gesundheit-und-praevention/suchtberatung/
- Kommunale und Kreis-Gesundheitsämter
  www.gesundheitsaemter.info/
- SKM/Sozialdienst katholischer Männer e.V.
  www.skmev.de/beratung-hilfe/sucht-und-drogenhilfe/

Die genannten Links führen zu Registern, in denen Sie mittels Eingabe der Postleitzahl zu Übersichten des regional verfügbaren Beratungsangebots weitergeleitet werden. Die Terminvereinbarung erfolgt telefonisch oder per E-Mail. Bei den meisten Organisationen sind mittlerweile auch Chat-Unterhaltungen möglich.

C. Register des kompletten bundesweiten Beratungsangebots:
Suchthilfeverzeichnis der DHS
www.dhs.de/suchthilfe/suchtberatung

D. (nicht-professionelle) Unterstützung in sozialen Medien:
Wertvolle Hinweise erhalten Erkrankte und Angehörige, die den Schritt zur Erstberatung noch scheuen, in diversen Online-Foren, von denen hier vier exemplarisch genannt seien (alle auf Facebook):

- Alkoholiker
- Alkoholiker – Gemeinsam gegen die Sucht
- Alkoholiker helfen sich gegenseitig
- Treffpunkt der Freunde von >ALKOHOL NEIN DANKE<

Tipps zum Weiterlesen

Anonyme Alkoholiker: Das „Blaue Buch“, 1. revidierte Auflage 2016 (Nachdruck 2017), Anonyme Alkoholiker Interessengemeinschaft e.V., Dingolfing
„Bibel“ der Anonymen Alkoholiker, in der die Geschichte der beiden Gründer Bill und Bob erzählt wird und man jede Menge Praxistipps zum Trockenwerden und -bleiben findet.

Borowiak, Simon: Alk. Fast ein medizinisches Sachbuch, 2. Auflage 2019, Penguin Verlag, München
Hier erklärt ein Vollprofi in unterhaltsamer Weise, wie ein Rausch von innen aussieht, wann man Alkoholiker ist, was einen in der Entgiftung erwartet, ob überhaupt noch Hoffnung besteht. Hervorragend (weil nicht mit erhobenem Zeigefinger daherkommend) geeignet, um sich mit der schwierigen Frage „Bin ich überhaupt Alkoholiker?“ auseinanderzusetzen.

Deutsche Hauptstelle für Suchtfragen (DHS): Jahrbuch Sucht 21, 2021, Pabst Science Publishers, Lengerich
Jedes Jahr die für Deutschland aktuellsten und am seriösesten recherchierten Zahlen zu Sucht und Drogen (wozu bekanntermaßen auch der Alkohol gehört).

Die Drogenbeauftragte der Bundesregierung: Drogen- und Suchtberichte 2019 und 2020, abrufbar unter www.drogenbeauftragte.de
Strategie, geplante Vorhaben und konkrete Maßnahmen des Staates, um den Drogenkonsum in Deutschland eizudämmen. Mit aktuellen Statistiken garniert (wer es hinsichtlich Zahlen genauer wissen will, der kommt jedoch um oben „DHS: „Jahrbuch Sucht“ nicht drum herum).

Forsyth, Marc: Eine kurze Geschichte der Trunkenheit. Der Homo alcoholicus von der Steinzeit bis heute, 2019, Klett-Cotta, Stuttgart
Vergnüglich geschriebene Geschichte des Alkohols von seinen Anfängen in der Steinzeit, von dort weiter ins alte Ägypten und dem Trinken zu Ehren der zahlreichen Götter, mit Zwischenstopps im antiken Griechenland und Rom. Es folgt eine Exkursion ins dauerangeschickerte Mittelalter, im Anschluss dann mitten hinein in die Londoner Gin-Epidemie, den Elendssuff zu Beginn der industriellen Revolution streifend bis hin zum sogenannten Noblen Experiment (der US-amerikanischen Prohibition). Und es wird so spannenden Fragen nachgegangen wie: Warum saufen die Russen anders als die Deutschen und die wieder anders als die Briten? Vieles, was man über die Trunksucht bisher nicht wusste, wahrscheinlich als Trinker und Nichttrinker auch gar nicht wissen muss, um dennoch am Ende zu sagen: „Das war jetzt aber echt aufschlussreich!“

Schneider, Ralf: Die Suchtfibel, 20. Auflage 2019, Schneider Verlag, Hohengehren
Dasselbe wie „Alk“, allerdings von einem therapeutischen Profi geschrieben. Deshalb ausführlicher, „trockener“, und man kann es nur etappenweise – und nicht in einem Rutsch – lesen. Steht auf jeden Fall ne Menge nützliches Zeug drin, wie man trocken wird und bleibt.

Stöver, Heino und Werse, Bernd (Hrsg.): 8. Alternativer Drogen- und Suchtbericht 2021, akzept e.V. Bundesverband, Pabst Science Publishers, Lengerich
Das Schwerpunktthema der aktuellen Ausgabe bildet die Alkoholkontrollpolitik. Deutlich wird dabei, dass Deutschland beim Thema ‚Trinken' seit Jahrzehnten eine sehr industriefreundliche, und weniger gesundheitspolitische, Ausrichtung verfolgt. Im Bericht werden zahlreiche Beispiele angeführt und Ideen vorgestellt, was man sinnvoll machen könnte, um weitere gesundheitliche und soziale Schäden zu verhindern.

TrokkenPresse: Zeitschrift für Abhängige und Unabhängige (erscheint alle zwei Monate), TrokkenPresse Verlag, PBAM e.V., Berlin
Magazin, das sich sowohl an Alkoholiker (trockene und nasse. Unter der Voraussetzung, dass Zweitgenannte überhaupt noch drei hintereinanderstehende Sätze lesen können) als auch Angehörige und interessierte Laien wendet. Viel Wissenswertes zum Thema „Ausstieg". Noch mehr Wissenswertes zu „Wie gehe ich mit Suchtdruck um?". Garniert mit Erfahrungsberichten und Literaturtipps. Ich mag die Trokkenpresse schon deshalb sehr gerne, weil ich da regelmäßig eine Kolumne schreibe.

WHO: Global Status Report on Alcohol and Health 2018, abrufbar unter www.who.int/publications
Das, was die DHS an Zahlenmaterial für Deutschland bereitstellt, liefert die WHO weltweit. Aufgrund des weitgespreizten Fokus nicht immer topaktuell, jedoch die seriösesten Daten zum Thema „Alkohol und Alkoholismus global".

Quellen

Aperitif

Weshalb trinken wir?

Borowiak, Simon: Alk – Fast ein medizinisches Sachbuch, 2. Auflage 2019, Penguin Verlag, München

Schneider, Ralf: Die Suchtfibel, 20. Auflage 2019, Schneider Verlag, Hohengehren
Wikipedia: Rausch

Gesoffen hat schon unser Steinzeit-Urgroßvater

Forsyth, Mark: Eine kurze Geschichte der Trunkenheit – Der Homo alcoholicus von der Steinzeit bis heute, Klett-Cotta, 2019

Wikipedia: Geschichte des Bieres

Wikipedia: Geschichte des Weinbaus

www.geschichte-lernen.net: Geschichte des Alkohols von der Antike bis zur Weimarer Republik

www.spirituosen-verband.de: Die Geschichte der Spirituosenherstellung

Ein bisschen Statistik

[Redaktionsschluss sämtlicher im Ratgeber verwendeter Zahlen und Statistiken war Juli 2021]

aerzteblatt.de/nachrichten: Corona hat Alkoholgewohnheiten verändert, 19. Mai 2021

Biel, Wilhelm: Jahrbücher zur Alkohol- und Tabakfrage 1958 und 1967, Neuland-Verlagsgesellschaft, Hamburg

Deutsche Hauptstelle für Suchtfragen:
(1) Jahrbücher Sucht 2019, 2020, 2021, Pabst Science Publishers, Lengerich

(2) Die Versorgung von Menschen mit Suchtproblemen in Deutschland, Update 2019 (online abrufbar)

Deutsches Krebsforschungszentrum in der Helmholtz-Gemeinschaft: Alkoholatlas Deutschland 2017, Heidelberg (online abrufbar)

Die Drogenbeauftragte der Bundesregierung: Drogen- und Suchtberichte 2019 und 2020 (online abrufbar)

Hüllinghorst, Rolf: Alkoholkonsum – Zahlen und Fakten, in: Alkohol und Alkoholfolgekrankheiten, Hrsg.: Singer, Manfred V./ Teyssen, Stephan, 2. Auflage, 2005, Springer Wissenschaftsverlag, Berlin/Heidelberg

John, Ulrich/Hanke, Monika: Trends des Tabak- und Alkoholkonsums über 65 Jahre in Deutschland, in: Das Gesundheitswesen, Ausgabe 02/2018, Georg Thieme Verlag, Stuttgart

Manthey, Jakob et al.: Alkoholkonsum in Deutschland und Europa während der SARS-CoV-2 Pandemie, in: Sucht (Journal of Addicition Research and Practice), Ausgabe Okt. 2020, Hogrefe Verlag

OECD:
(1) Schädlichen Alkoholkonsum bekämpfen –
Ländernotiz Deutschland (2015)
(2) Germany: Health at a Glance, 2019
(3) Preventing Harmful Alcohol Use (2021)
(4) Preventing harmful alcohol consumption to promote healthier and stronger recovery after COVID-19 (May 21)
(5) OECD Data → Alcohol Consumption
(alle online abrufbar)

Statistisches Bundesamt
(1) Annähernder Verbrauch alkoholischer Getränke in Deutschland (destatis.de → Themen → Staat → Steuern → Verbrauchssteuern → Tabellen → alkoholische Getraenke)
(2) Indikator 3.5.2: Alkoholkonsum pro Kopf (im Alter von 15 Jahren und älter) innerhalb eines Kalenderjahres in Litern reinen Alkohols
(3) Alkoholverbrauch geht im Corona-Jahr 2020 weiter zurück (Pressemitteilung, März 2021)
(alle online abrufbar)

Stöver, Heino und Werse, Bernd (Hrsg.): 8. Alternativer Drogen- und Suchtbericht 2021

WHO
(1) Global Status Report on Alcohol and Health, 2018
(2) The Global Health Observatory →Data → Alcohol, recorded per capita (15+) consumption
(beide online abrufbar)

Wann ist man Alkoholiker?

Wikipedia: Elvin Morton Jellinek

Schneider Ralf: Die Suchtfibel

Borowiak, Simon: Alk – Fast ein medizinisches Sachbuch

WHO: ICD-10, Abschnitt F.10: Psychische und Verhaltensstörungen durch Alkohol (online abrufbar)

Körperliche und seelische Folgen
www.leberhilfe.org
www.praxisvita.de
www.alkomi.de
www.aerzteblatt.de
www.apothekenwissen.de
www.netdoktor.de
www.deutsche-alzheimer.de
Schneider, Ralf: Die Suchtfibel

Menü in 10 Gängen

Ich bin Alkoholiker – die Krankheitseinsicht
Anonyme Alkoholiker: Wir gaben zu, dass wir dem Alkohol gegenüber machtlos sind und unser Leben nicht mehr meistern konnten.“ Schritt 1 der insgesamt zwölf Schritte, in: www.anonyme-alkoholiker.de/downloads/zwoelf-schritte.pdf

Absacker

Kollateralschäden und Co-Abhängigkeit
Deutsche Hauptstelle für Suchtfragen: Jahrbücher Sucht 2019, 2020, 2021

WHO: Welt-Tabak-Bericht, 2020 (online abrufbar)

www.bka.de: Straftaten unter Alkoholeinfluss

www.destatis.de: Unfälle unter dem Einfluss von Alkohol und anderen berauschenden Mitteln

Berndt, J., Bischof, A., Besser, B., Rumpf, H. J., Bischof, G.: Belastungen und Perspektiven angehöriger Suchtkranker (Forschungsbericht im Auftrag des BM Gesundheit), 2017 (online abrufbar)

www.therapie.de: Phasen der Co-Abhängigkeit und Gefährdungspotenziale

Und was tut die Politik?

Deutsche Hauptstelle für Suchtfragen: Jahrbücher Sucht 2019, 2020, 2021

Stöver, Heino und Werse, Bernd (Hrsg.): 8. Alternativer Drogen- und Suchtbericht 2021

Zusätzliche Ideen und Anregungen habe ich im Verlauf meiner vier Jahre andauernden Trink-Odyssee, die mich zahlreiche Suchtkliniken des Rheinlands von innen kennenlernen ließ, durch noch zahlreichere Raucherzimmerunterhaltungen mit den dort rund um die Uhr qualmenden und wichtige Informationen austauschenden Voll- und Halbprofis gesammelt. Wer vier Jahre Raucherzimmerunterhaltungen hinter sich gebracht hat, muss aus Dankbarkeit, dass er noch am Leben ist, all diese wichtigen Informationen und noch wichtigeren Tipps, die jedoch nur mündlich von Eingeweihtem zu Eingeweihtem weitergegeben werden, verschriftlichen, um so vielleicht Amateure vom Aufstieg in die Profiliga abzuhalten und Profis einen praxiserprobten Weg ins Karriereende aufzuzeigen. Nein, ich halte mich keinesfalls für Homer. Es ist nicht die Odyssee, sondern bloß ein kleiner Ratgeber. So schlimm war die Sauferei Gottseidank dann doch nicht, dass sie bei mir einen bleibenden Napoleon-Dachschaden bewirkt hat. Andere Dachschäden ganz sicher, aber kein Homer und kein Napoleon.

Einige Passagen habe ich bereits bei den Kolumnisten (www.die-kolumnisten.de), Rubrik: „Bei Hank im Wohnzimmer" und in der Trokkenpresse veröffentlicht. Und bevor Sie nun vorschnell „Plagiat!" rufen und schon einen Anwalt mit der Prüfung etwaiger Urheberrechtsverletzungen beauftragen wollen – ich habe stellenweise bei mir selbst abgeschrieben. Und das ist zulässig.

Bibliografische Information der Deutschen Nationalbibliothek
Die Deutsche Nationalbibliothek verzeichnet diese Publikation in der deutschen Nationalbibliografie; detaillierte bibliografische Daten sind im Internet über https://dnb.de abrufbar.

ISBN 978-3-8426-3055-0 (Print)
ISBN 978-3-8426-3056-7 (PDF)
ISBN 978-3-8426-3057-4 (EPUB)

Originalausgabe

Die Ratgebermarke der Schlüterschen Fachmedien GmbH
Hans-Böckler-Allee 7, 30173 Hannover
www.humboldt.de
www.schluetersche.de

Aus Gründen der besseren Lesbarkeit wurde in diesem Buch die männliche Form gewählt, nichtsdestoweniger beziehen sich Personenbezeichnungen gleichermaßen auf Angehörige des männlichen und weiblichen Geschlechts sowie auf Menschen, die sich keinem Geschlecht zugehörig fühlen.

Autor und Verlag haben dieses Buch sorgfältig erstellt und geprüft. Für eventuelle Fehler kann dennoch keine Gewähr übernommen werden. Weder Autor noch Verlag können für eventuelle Nachteile oder Schäden, die aus in diesem Buch vorgestellten Erfahrungen, Meinungen, Studien, Therapien, Medikamenten, Methoden und praktischen Hinweisen resultieren, eine Haftung übernehmen. Insgesamt bieten alle vorgestellten Inhalte und Anregungen keinen Ersatz für eine medizinische Beratung, Betreuung und Behandlung.

Lektorat: Linda Strehl, München
Covergestaltung: ZERO, München
Covermotiv: Shutterstock/Billion Photos, Picsfive
Portrait des Autors: Johanna Hirsch
Satz: PER MEDIEN & MARKETING GmbH, Braunschweig
Druck und Bindung: gutenberg beuys feindruckerei GmbH, Langenhagen